尚德俊
外科学术研究手稿

○ 尚德俊 著

◇ 山东科学技术出版社

图书在版编目（CIP）数据

尚德俊外科学术研究手稿 / 尚德俊著 . —济南：山东科学技术出版社，2015（2021.1 重印）
ISBN 978-7-5331-7833-8

Ⅰ.①尚… Ⅱ.①尚… Ⅲ.①血管外科学—研究 Ⅳ.① R654.3

中国版本图书馆 CIP 数据核字（2015）第 144284 号

尚德俊外科学术研究手稿

尚德俊　著

主管单位： 山东出版传媒股份有限公司
出 版 者： 山东科学技术出版社
地址：济南市玉函路 16 号
邮编：250002　电话：（0531）82098088
网址：www.lkj.com.cn
电子邮件：sdkj@sdpress.com.cn
发 行 者： 山东科学技术出版社
地址：济南市玉函路 16 号
邮编：250002　电话：（0531）82098071
印 刷 者： 北京时尚印佳彩色印刷有限公司
地址：北京市丰台区杨树庄103号乙
邮编：100070　电话：（010）68812775

开本：787mm×1092mm　1/16
印张：15.25
版次：2021 年 1 月第 1 版 第 2 次印刷

ISBN 978-7-5331-7833-8
定价：78.00 元

目 录

序

　　我在走过60年的中西医结合外科、周围血管疾病治疗研究道路，充满艰辛和欢乐。

　　山东省立中医医院，临床科室齐全，名医荟萃，有许多著名中医专家，治疗独特，疗效卓著，享有很高声誉。

　　临床实践，是发展我国中医药学的基础，是形成中西医结合研究思路的源泉。我在临床实践中，虚心学习和继承著名外科专家张端华、著名伤骨科专家梁铁民、著名肛肠科专家韩芷泰等的宝贵治疗经验，不断地学习，不断地进步，不断地积累经验，逐渐成长起来。这是我此生永远难以忘却！

　　我撰著出版6部外科专著，9部周围血管

疾病专著；发表学术论文近80篇，还有学术散文40多篇，受到关注和好评。

　　这里收录的学术研究手稿是很少的一部分，不够完整、深透，可能存在缺点和不当之处，请予批评指正。

　　由于年代久远，有些手稿遗失，或文字模糊不清，未能收录，请谅解。

国医大师

山东中医药大学附属医院外科教授

尚德俊

2014年10月31日

永远不能忘却的怀念

尚德俊 著

山东中医药大学附属医院

2009年6月

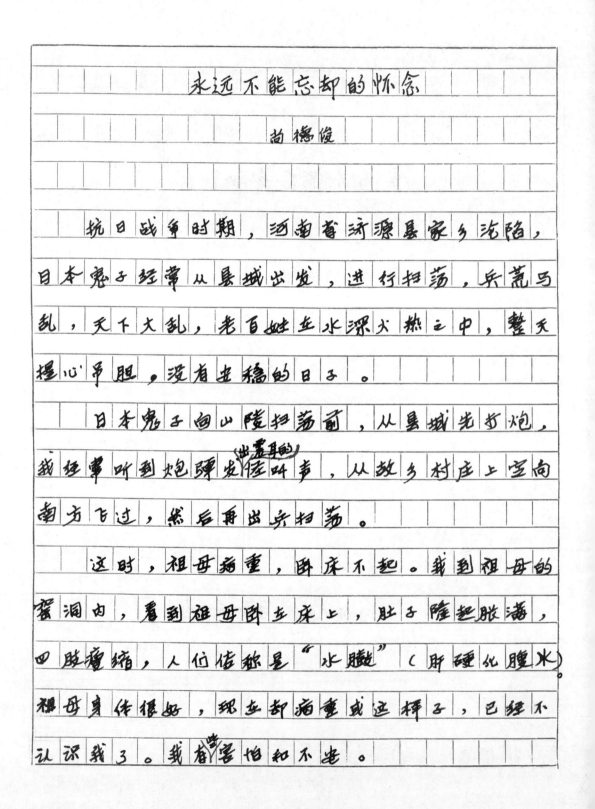

永远不能忘却的怀念

尚德俊

抗日战争时期，河南省济源县家乡沦陷，日本鬼子经常从县城出发，进行扫荡，兵荒马乱，天下大乱，老百姓在水深火热之中，整天提心吊胆，没有生稳的日子。

日本鬼子向山陵扫荡前，从县城先打炮，我经常听到炮弹发出震耳的叫声，从故乡村庄上空向南方飞过，然后再出兵扫荡。

这时，祖母病重，卧床不起。我到祖母的窑洞内，看到祖母卧在床上，肚子隆起胀满，四肢瘦缩，人们俗称是"水臌"（即肝硬化腹水）。祖母身体很好，现在却病重成这样子，已经不认识我了。我有些害怕和不安。

夏日傍晚，天要黑了。村里人得到消息，鬼子要进山扫荡，人们都赶紧逃到深山里躲起来。那时，老百姓很齐心，很团结，扶老携幼，互相帮助。村里人找来一扇门板当作担架，抬着祖母，用一盏马灯照路，向大山深沟里进，祖父（苗登元）和我紧跟在后跑，担惊受怕。多翻越二座大山深沟，进到西背坡村深沟时，天已经东方蒙蒙发亮了。这时，心里也静下来了。

　　不久，祖母在故乡南刘庄村永远地走了。安息在黄土高原。

　　祖父在故乡种地，是忠厚、勤劳、朴实的农民。祖父经常带我上山和下地干活，我只能在田地拔草等做些轻活，更重要的是增添祖父的快乐和安慰。

　　● 夏日的午后，祖父老背梁背着我上山，还哼着一遍又一遍的小曲儿，我骑着一个大烧饼很得意地吃着。我至今不知道祖父哼的是什么河南省地方戏曲。

祖父带我到家里的坟地。我看到坟地里有许多高大的柏树，枝叶繁茂，绿油油地，不停地随着风吹飘荡着。坟墓上长满了杂乱的野草。祖父沉思着一刻，对我说："这是咱黄家的坟地……"祖父要我今后长大无论走向何处，都不能忘记故乡，不能忘记家乡的亲人，都要回来家乡看看。

祖父看我有些懂事了，又对我说："咱老家不是在济源县，是在山西省洪洞县大槐树……是乌鸦叼着脚小趾飞过来的，左右个脚小趾外面还长小趾甲，是乌鸦叼咬的痕迹。"我感到祖父说的很神奇，很有趣，也很难明白。后来，我阅读了省史资料，才知道历史上确有记载：明朝时候，中原地区连年战争，田地荒芜，无人耕种，皇帝下了一道圣旨，向中原地区大移民，有一个村庄或一户人家大迁移。西脚小趾的外侧长出麦粒大小的副甲（甲），是遗传基因。故乡南刘庄，是刘姓为多（西）得名。我们尚家是一户迁移过来的。近来，我看到报道，山西省洪洞县大槐树建立有大石碑，当时迁移到外地的人们（的），还回到大槐树寻根和祭祖。

日本鬼子经常扫荡，土匪抢劫、绑票，社会动荡不安，老百姓（生活更加窘迫艰难，）逃（难），背井离乡。这时，三叔父（尚兴璋）在洛阳西关，开设土布店做生意。祖父先到洛阳定居后，又把我（从故乡）接出来。

那年夏天，天气（炎）热。表哥卫宗贤（大姑的儿子）拉着地排车，祖父跟着（随），把我送到洛阳儿童教养所（●在相庄，后迁到焦赛）。这是抗日战争时期，无家可归的流亡儿童的学校

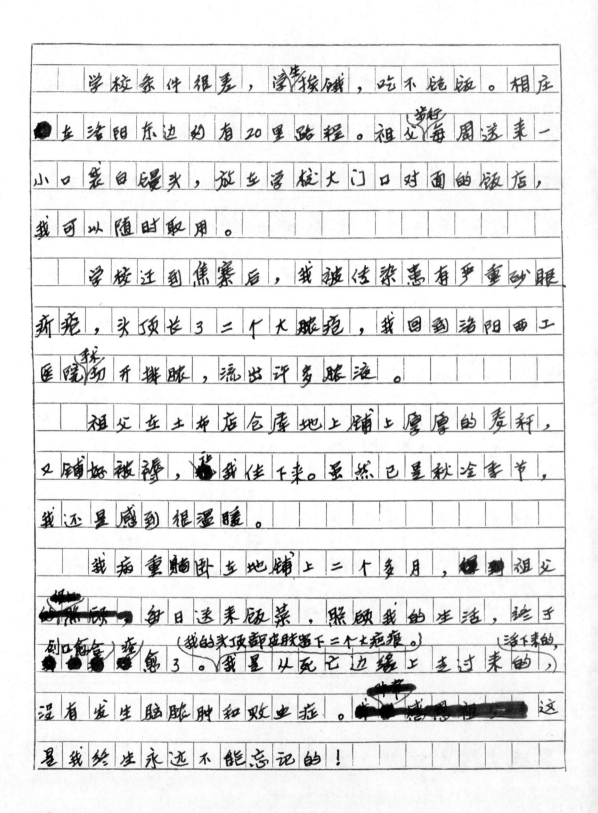

　　学校条件很差，学生挨饿，吃不饱饭。相庄
在洛阳东边约有20里路程。祖父每周送来一
小口袋白馒头，放在学校大门口对面的饭店，
我可以随时取用。

　　学校迁到焦寨后，我被传染患有严重砂眼
病疫，头顶长3二个大脓疱，我回到洛阳西工
医院切开排脓，流出许多脓液。

　　祖父在土布店仓库地上铺上厚厚的麦秸，
又铺好被褥，我住下来。虽然已是秋凉季节，
我还是感到很温暖。

　　我病重躺卧在地铺上二个多月，祖父
每日送来饭菜，照顾我的生活，终于
（我的头顶部应能留下二个大疤痕。）活下来的，
愈了。我是从死亡边缘上走过来的，
没有发生脑膜肿和败血症。这
是我终生永远不能忘记的！

1949年5月27日，上海解放。我在上海陆行中学读书，在浦东，住校。等我在星期天，回到家里时，才知道祖父早晨起床穿袜子时突发脑溢血，急住院治病。等病情稳定后，瘫痪卧床，生活不能自理，送回郑州戥塘里，由大姑、二姑照顾。1950年夏天，祖父去世，享年73岁。

这年，正是暑期在假，我回到郑州。家里雇了一辆马车，由二叔父（尚光祥）和我护送祖父灵柩，渡过黄河，在路上走了三天，回到济源县南刘庄故乡。祖父与祖母安葬在一起，安息在故乡的黄土地。

父亲兄弟三人。父亲尚光宾是兄长，二叔父尚光祥，三叔父尚光璇。

我在四岁时，父亲因"肺痨病"（肺心病）在故乡去世。我对父亲的印象模糊不清。

故乡南刘庄距北面的县城和南边的黄河各约40里，属黄土高原地带，土质粘实，适宜顺着山沟挖成洞，供人居住（窑洞）。

父亲去世后，就分家了。院由共有三口窑洞，座东朝西，有红枣树、石榴树、香椿树，院的最高处（顶部）还有酸枣树、柿树。祖父母（由三叔父赡养；）住中间窑洞，二叔父住北边窑洞；父亲住南边窑洞和分得二亩多地。（靠着一个窑洞和二亩多地，）

父亲去世后，母亲独自一人支撑看家，过着艰难贫穷的生活，很难辛，很悲苦，很沉重。（母亲永远是忙碌的，不知疲倦的，不怕困难的。）

父亲的棺暂放村（山沟的）南面的旧窑洞内。每年清明节，母亲做每一碗素菜，还有二个馒头，放在篮子里，让我去扫墓，为父亲放上少许（表示哀思；）菜和几小块馒头。我有诉不尽的心酸和悲伤。

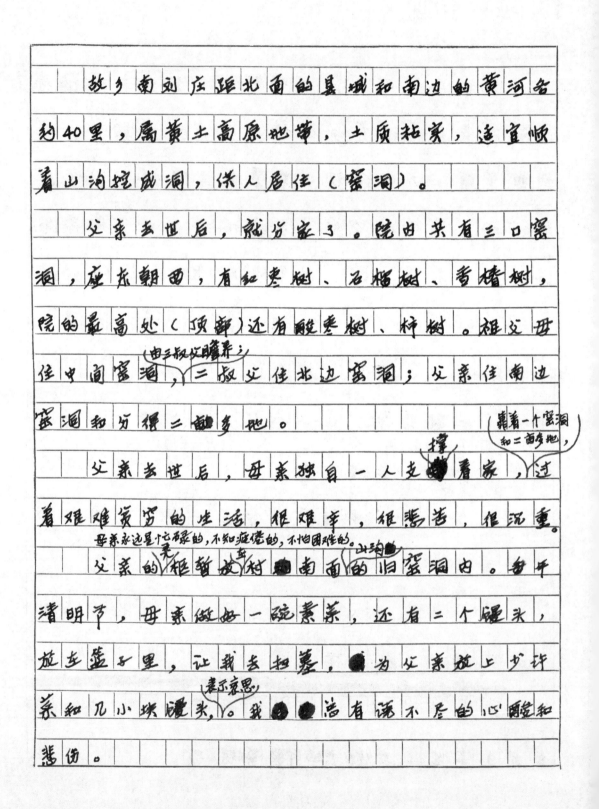

我年岁大些，可以帮助母亲推磨、推碾，下地收麦子……我记得冬季一场大雪后，母亲让我背上筐筢到田地里，把路边的积雪，扒拉到田地里，说能使庄稼长得旺盛。

冬天来临时，（天还未亮）母亲就到山沟里捡柴禾，堆备够（母亲）的烧柴。我看到母亲的双手粗糙干燥（爆），皮肤冻裂流出的血迹。

农闲时，母亲忙着纺花（棉），织布（土布）。（母亲有精巧的手）我穿的衣服、鞋袜，都是母亲亲手做成的，穿着很合适，很舒整（暖），很温暖。我很喜欢母亲做的衣服！一天，我早上床入睡了，深夜醒来时，听到纺车的嗡嗡声，昏黄色的棉籽油灯忽闪忽闪，窑洞的墙壁上晃动着母亲和纺车的光影。

年景（忍饥挨饿）困难时，冬春（是糠菜）季节，家里的主食是用小米、高梁糠皮做的窝窝头，小米菜汤……

非常困难的生活和沉重的负担，母亲盼望的、经常对我的话是："你快点长大吧。"我牢记母亲的话，不怕艰难险阻，一直向前走向远方。

　　1939年（或1940年）的夏天，我8岁时，祖父从洛阳捎来信，让我前往洛阳。母亲用包袱，包好几件衣服和几块烧饼，斜挎在我的肩膀上，跟着村十几个人，逃难去洛阳。傍晚，当我翻过深沟，爬上红砂坡（因红色砂土而得名），向北面回望时，看到母亲还站在故乡南刘庄村边望着我，久久没有离去。我牢记母亲的再三叮嘱："千万小心，不能跑丢了！下山坡时，在后面要拽着大人的衣服。"这是我第一次离开故乡，第一次独自一人离开母亲闯荡生活，不知道哪年哪月才能回到故乡，才能回到母亲的身旁。

　　当时，黄河岸边的山坡上有日本鬼子的炮楼，不能让鬼子发现。村里人带着我顺着山沟月亮的暗影下，紧跑慢跑，不能说话，不能咳嗷，不能点火。至深夜，我们到黄河岸边，惜惜地乘上小木船，向南岸划去（东绕西摆（因有河沙滩）），当东方天空露出鱼肚色灰白时，我们已经平安渡过黄河。听说，曾有人夜间偷渡黄河被鬼子发现，打炮，船被炸毁，人淹死了，很惨烈。

母亲没有姓名（南李氏），没有文化，但很坚强、刚直、善良、勤劳、朴实，能够忍受一切委屈和苦难（我是母亲的希望和命根子）。母亲害怕我受苦，受虐待，一直守护着我，始终没有离家出走。我永远不能忘记母亲的恩情，永远感激伟大的母亲！

解放后，母亲在济源县故乡，是五保户，受到很好的帮助和照顾，过着平稳的生活。

1957年暑假，我回济源故乡，看望母亲。当我从洛阳渡过黄河时，已经是傍晚五点了（用手电筒照明）。我拿一根长木棍（山里都有）、摸黑，走了40多里山路到家时，深夜10时30分了。母

- 13 -

亲很高兴，高兴极了。她的唯一儿子终于回来了。这年秋天，母亲由故乡来到济南居住，我和妻子秦川秋共同照顾母亲的生活，欢度晚年。1985年11月28日，母亲在济南病逝，享年45岁。世界上最疼我的人永远地走了。在母亲病重卧床不起的二个月里，妻子十分孝敬，日夜尽心照顾老人的生活，使我心里很感动。后来，护送母亲的骨灰回济源县故乡，与父亲安葬在一起——安息在故乡的黄土地——黄土高原。

父亲去世后，由于叔父（黄兴璋）和婶母（张凤英）的关怀、支持和帮助，很重视我的上学、读书，我在童年、少年和青年时代，还是受到比较好的教育，打下了今后发展和成长的基础。在叔父的内心里，我是黄家的希望，我是父亲的希望和重托。

我在故乡村里读私塾时，那年叔父回家，还询问我的读书情况，查阅我写的毛笔字。

　　抗日战争时期，我逃难到洛阳，顺利进入洛阳儿童教养所，读小学。

　　洛阳沦陷前，洛阳儿童教养所迁移到陕西省蔡家坡，祖父和叔父母迁移到陕西省凤翔县，此后我离开学校，回到凤翔县家里，到一所好的小学读书。

　　抗日战争胜利后，1946年春天，我随家里回到郑州，继续读小学。

　　由于叔父在上海经商，我随着祖父、婶母到上海，读初中、高中（住校）。

　　上海是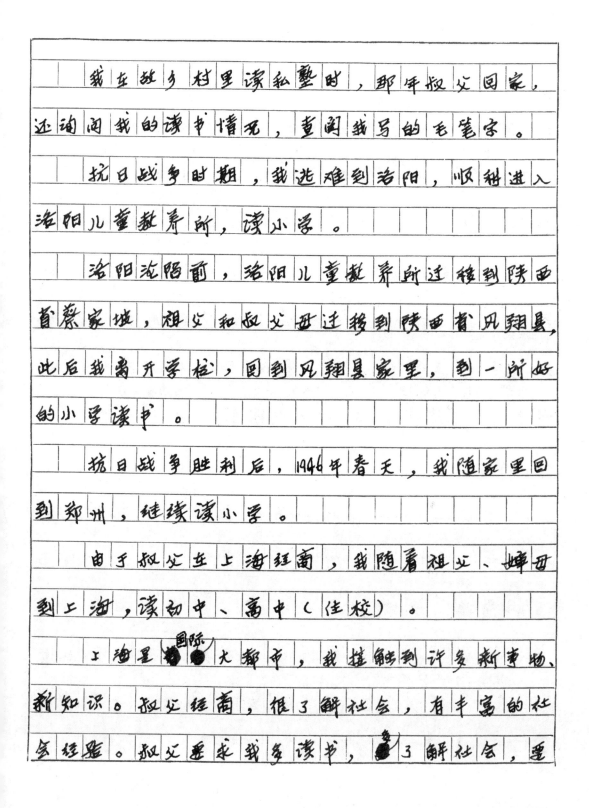国际大都市，我接触到许多新事物、新知识。叔父经商，很了解社会，有丰富的社会经验。叔父要求我多读书，多了解社会，要

很好思考。

在上海，由于坚定的生活和良好的环境，我读了许多苏联和我国的文学作品（小说、散文等），如高尔基的《童年》、《在人间》、《我的大学》，奥斯托洛夫斯基的《钢铁是怎样炼成的》，我读了三遍，被保尔·柯察金的英雄形象深深感动了。我一生酷爱文学艺术，就是在这个时期形成的。我也爱看作家赵树理的《李有才板话》，李季的《王贵与李香香》等。读书是一种快乐，一种享受，能增长知识，净化心灵。

可能是祖父母和父亲的逝去，未能得到很好治疗，叔父要求我学医，当医生，说："给老百姓看病，到哪里都受欢迎。"当我考取山东医学院时，叔父非常高兴和光彩。叔父说山东赛冷，请人用骆驼毛线为我编织了一身漂亮的毛衣，又亲自带我到服装店，用祖父的皮大衣，为我改制成很好的军装。

　　叔父一直珍存着父亲唯一一张黑白照片，我开不知道。叔父将照片带到上海，放大画了（由画店）一张精美的放大相片，拿给我看后，又珍存起来。"文化大革命"十年浩劫，动乱，抄家，父亲的相片毁失了。叔父多次对我说到此事，感到可惜，很惋疾。

　　那年，叔父来济南看病，我亲自为叔父手术。切除肿瘤，病理报告为脂肪瘤（良性）。X线拍片，（证实为）髋关节增生性病变。叔父放心、踏实了。

　　1983年冬天，我赴西安出席全国首届周围血管疾病学术会议，到洛阳家里看望叔父和婶母，对我说了许多往事……

　　那年，得知叔父患"急性阑尾炎"住院，

1991年10月，至济源县故乡避暑，回家乡作周围血管病讲课。亲南到庄坊为先乡亲看病。去洛阳看望叔父和婶母。

要施行手术。我和妻子秦川秋（内科教授、专家），急速赶到洛阳，为叔父进行认真仔细检查，确诊为肺炎，经过抗生素治疗后，很快痊愈了。没有因错误手术造成严重后果。

我和妻子曾多次前往洛阳看望叔父和婶母，全家高兴、欢乐。叔父亲自下厨做饭、包水饺，叔父做的河南风味水饺是最好的水饺，真是好吃！

……

现在，家里的亲人叔父和婶母乘鹤远去了。落叶归根，叔父、婶母回到济源县南刘庄故乡，与祖父母、父母亲安葬在一起，安息在高高的黄土高原。

我从济源县故乡贫穷的山沟沟里走出来，度过几十年的炎凉寒暑，逃难流浪，悲欢离合，遭凉忧思，终于长大并成长了，那是可以写一部书的。

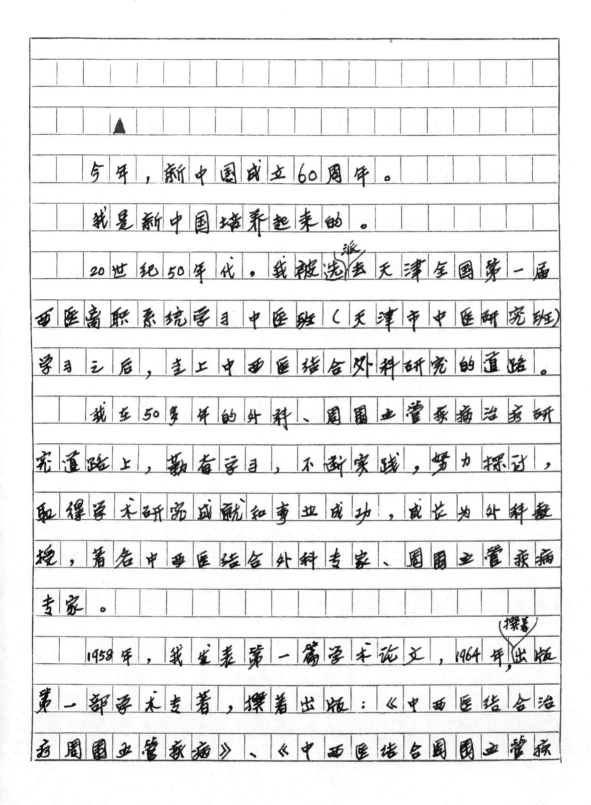

今年，新中国成立60周年。

我是新中国培养起来的。

20世纪50年代，我被选派去天津全国第一届西医离职系统学习中医班（天津市中医研究班）学习之后，走上中西医结合外科研究的道路。

我在50多年的外科、周围血管疾病治疗研究道路上，勤奋学习，不断实践，努力探讨，取得学术研究成就和事业成功，成长为外科教授，著名中西医结合外科专家、周围血管病专家。

1958年，我发表第一篇学术论文，1964年，出版第一部学术专著，撰著出版：《中西医结合治疗周围血管疾病》、《中西医结合周围血管疾病病录》、《外科外治走法》、《高德俊外科心得录》等15部学术专著，发表学术论文近80篇，还有学术散文40多篇。

但是，当我回望自己走过的道路，才发现：做的事情总是十分有限，很微小，很微小。

我国著名作家、学者王蒙说："任何一个人的成就里，都包含有众人的关心和爱护，都有天时地利人和的帮助。"

我是踏在前辈的肩膀上取得学术研究成就和事业成功。

现在，我可以告慰祖父母、父母亲、叔父母在天之灵。

后记

2009 年 5 月 28 日

农历五月初五

端午节

千佛山下　妻子老屋

〔附录〕 出版的学术研究专著

1. 尚德俊. 熏洗疗法, 山东人民出版社, 1964

2. 尚德俊. 熏洗疗法, 第2版, 山东人民出版社, 1972

3. 尚德俊. 熏洗疗法, 第3版, 山东人民出版社, 1976

4. 尚德俊. 血栓闭塞性脉管炎防治手册, 济南：山东人民出版社, 1972

5. 尚德俊. 周围血管疾病证治, 济南：山东科学技术出版社, 1979

6. 尚德俊. 中西医结合治疗血栓闭塞性脉管炎, 济南：山东科学技术出版社, 1983

7. 尚德俊, 秦红松. 中西医结合治疗周围血管疾病, 北京：人民卫生出版社, 1990

8. 尚德俊, 王嘉桔, 王书桂. 中西医结合实用周围血管疾病学, 海口：南海出版公司, 1995

9. 尚德俊. 实用中医外科学, 山东科学技术出版社, 1986

10. 尚德俊. 外科外治疗法, 北京: 人民卫生出版社, 1992

11. 尚德俊. 外科血栓症学, 济南: 济南出版社, 1993

12. 尚德俊. 新编中医外科学, 济南: 济南出版社, 1995

13. 尚德俊, 赵绍德. 中西医结合治疗闭塞性动脉硬化症, 北京: 人民卫生出版社, 1998

14. 尚德俊, 侯玉芬, 陈柏楠. 周围静脉疾病学, 北京: 人民军医出版社, 2001

15. 尚德俊, 秦红松, 秦红岩. 外科熏洗疗法, 北京: 人民卫生出版社, 2003

16. 尚德俊, 王嘉桔, 张柏根. 中西医结合周围血管疾病学, 北京: 人民卫生出版社, 2004

17. 尚德俊, 陈柏楠, 秦红松. 尚德俊外科心得录, 北京: 人民卫生出版社, 2009

中原大地黄河的儿子

—— 祝贺王嘉桔教授85岁华诞

山东中医药大学附属医院 苗儒俊

前辈、我国著名周围血管外科学家王嘉桔教授，是中国中西医结合学会周围血管疾病专业委员会和中华外科学会血管外科学组的主要创始人和领导人，原全国周围血管疾病专业委员会副主任委员，发表学术论文150多篇，出版学术专著10多部，对我国周围血管疾病学术交流和事业发展，建立了卓越功勋，在中国当代血管外科史上占据重要的地位。

王嘉老和我是河南省同乡，他家乡在温县，我家乡在济源县，都在豫北黄河边上，紧挨着靠着，我还到过他的家乡。我们都是中原大地黄河的儿子！

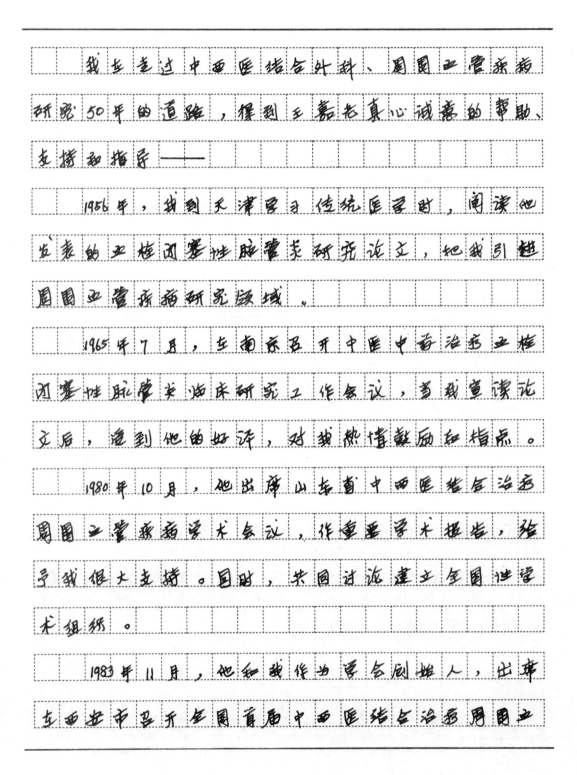

　　我走走过中西医结合外科、周围血管疾病研究50年的道路，得到王嘉老真心诚意的帮助、支持和指导——

　　1956年，我到天津学习传统医学时，阅读他发表的血栓闭塞性脉管炎研究论文，把我引进周围血管疾病研究领域。

　　1965年7月，在南京召开中医中药治疗血栓闭塞性脉管炎临床研究工作会议，当我宣读论文后，得到他的好评，对我热情鼓励和指点。

　　1980年10月，他出席山东省中西医结合治疗周围血管疾病学术会议，作重要学术报告，给予我很大支持。同时，共同讨论建立全国性学术组织。

　　1983年11月，他和我作为学会创始人，出席在西安市召开全国首届中西医结合治疗周围血管养病学术会议暨全国首届周围血管疾病专业委员会成立，他在大会发言，高度评价我的学术研究和工作的成绩。

1989年，他把我推荐到全国周围血管疾病专业委员会主任委员的高端位置。(赋予我荣望)

由于他的邀请和指导，和我共同撰写发表多篇周围血管疾病学术论文，如《中西医结合治疗血栓闭塞性脉管炎的几个问题》（1984年）、《中西医结合周围血管疾病研究40年》（1999年）等。

1995年和2004年，他和我主编出版《中西医结合周围血管疾病学》，创建我国周围血管疾病学。这是新中国建立以来，我国最完善的周围血管疾病学权威性专著。

王嘉老给予我许多快乐的鼓舞！

我是踏在前辈、王嘉老的肩膀上取得学术

研究成就和事业成功。这是我终生难以忘怀！

　　王嘉老85岁华诞之际，我怀着敬重和感激的心情，为他设计印制了粉红色的寿卡，印着金色的寿字，（还有他的成就和功绩），鲜柔雅致，闪光明亮，（我卡遥远的鲁国）祝愿寿命百岁。

　　　　　　　　　　　　　　　2006年3月18日　济南

圣洁的莲花

——祝贺秀英同志生日

　　中国中西医结合学会周围血管疾病专业委员会委员、哈尔滨市第七医院周围血管病科主任张秀英教授，是我国著名周围血管疾病专家，享有崇高声誉。

　　近30年来，她坚持临床实践，重视总结经验，发表20多篇学术论文，参与编写《周围静脉疾病学》、《中西医结合周围血管疾病学》，去年撰著出版我国第一部药物动脉注射疗法——《外科药物动脉注射疗法》一书，为我国周围血管疾病学术研究和事业发展做出了重要贡献。

　　几十年来，她在非常困难的情况下，孤独一人拼搏在医西前线，很坎坷，很艰辛，很清苦，很沉重。但她以坚强的毅力，不退却，先般艰难险阻，真心诚意地为患者服务，不怕累，不怕苦，不怕死，病重不能住院治疗。这就受到广大患者的信任、爱戴、敬重。这样的好人善良的人如今社会里很少见到了。

著名作家巴金说："生命的意义在于奉献而不是索取"。秀英同志把毕生精力、青春年华，把自己的一切都奉献给我国周围血吸虫病事业。

拜金主义将无数有才气的人泯灭，却丝毫没有使真正的人受到诱惑。秀英同志是真正的人！

污泥里生长的莲花是圣洁的莲花。秀英同志是圣洁的莲花！

秀英同志身上没有一点儿傲气，却充满了高洁的傲骨！

今年6月18日，是秀英同志的生日。我在远远的齐鲁之邦，在秀英的祖籍山东省，向秀英同志祝贺。

　　　　　　　　　　　尚德俊

　　　　　　　　　　2006年6月6日　济南

努力提高周围血管疾病的诊断和治疗水平

尚德俊 著

山东中医药大学附属医院

努力提高周围血管疾病的诊断和治疗水平
——在全国周围血管疾病讲习班上的讲话

（2005年11月12日）

曲德俊

今天，从事周围血管疾病治疗研究的同事、朋友、同志们相聚在济南，共同交流周围血管疾病学术经验，探讨周围血管疾病事业发展，是非常难得的机会，我感到很高兴，在此表示热烈的欢迎和诚挚的感谢！

1959年，我们在学习和继承著名外科专家张瑞丰、李廷来的临床治疗经验，从中医中药治疗血栓闭塞性脉管炎一个疾病为开端，至20世纪70年代末期，发展到中西医结合治疗周围血管病。这是一个新的转折和历史性突破，从而结束了我国经历20多年血栓闭塞性脉管炎单病研究的时代。

40多年来，我们坚持临床实践（在最艰难的时候没有丢掉这个重要阵地），不断学习，不断探讨，不断前进，对中西医结合治疗周围血管疾病研究取得了重要成就。但，我们清楚地看到，当前周围血管疾病研究，所面临的需要解决的问题还很多……现在国内外，仍然把血栓闭塞性脉管炎、闭塞性动脉硬化症、大动脉炎和糖尿病性坏疽为作难治性疾病，肢体的痛残率和截肢率仍然比较高。这就需要努力提高周围血管疾病的诊断和治疗水平，更好地解除人民的疾病痛苦。"我们清晰地看到自己的旅程，这是起步而不是终点，因为我们仅仅是走到周围血管疾病的边缘"。

应特别重视的是，详细询问病史和认真体格检查，了解发病（发病的）诱因、病变特点、发病规律和临床表现特征等，对周围血管疾病的诊断和鉴别诊断极为重要了 再结合彩色多普勒超声检测和血管造影等检查，就可以作出明确（早期）

近年来，蓝指（趾）综合征有增多趋势，为肢端小动脉炎和小动脉栓塞，这是多种疾病所致

诊断。不应当把"脱疽"等作血栓闭塞性脉管炎，或把慢性肢（末）动脉阻塞性疾病统称为"脉管炎"，更不能以"脱疽"、"脉管炎"包括所有周围血管病（疾）。没有明确诊断，临床治疗研究就缺乏可信度，和难以取得应有效果。

临床诊断中（我们还应重视的是），对周围血管疾病作出明确的现代医学诊断，同时结合辨证论治（辨病与辨证相结合），宏观辨证与微观辨证相结合（进行研究），以病为纲，病证合参，以揭示病证变化规律。

我们更特别重视的是，周围血管疾病的早

期诊断和早期治疗是取得疗效的关键。治疗越早效果越好。这是一个很值得研究的重要问题。为病情发展到严重结局，严重脑动脉硬化闭塞，严重脑供缺血，严重脑供坏疽，出现严重并发症，治疗非常困难。我们总结的中西医结合辨证论治整体方法，应根据临床实际情况选择应用，主要有：①临床辨证论治与药物静脉滴注相结合；②辨证论治与药物动脉注射相结合；③活血化瘀法与莨菪药物疗法相结合；④内治疗法与外治疗法相结合；⑤临床辨证论治与手术治疗相结合。中西医结合治疗，可以取长补短，缩短疗程，提高疗效，又能巩固疗效，防止复发。

　　让我们努力提高中西医结合周围血管疾病的诊断和治疗水平，发展我国周围血管疾病事业。

周围血管疾病证治概论

（血管、脉相连）

心脏和血管组成循环系统。心脏不停地推动血液在血管内循环流动，"经脉流行不止"，"如环无端"，周而复始，称为血液循环。

血管由动脉、毛细血管和静脉所组成。

（从左心室发出的主动脉，分出许多支干动脉到头各器官和组织。）

动脉：头颈部的动脉主干是颈总动脉，分为颈内动脉和颈外动脉；

（血液从心脏输送到各组织的血管网称为动脉。）

上肢的动脉主干是锁骨下动脉，分为腋动脉、肱动脉、桡动脉和尺动脉、掌浅弓和掌深弓动脉；下肢的动脉主干是髂动脉，为髂总动脉分出的髂外动脉向下延续部分，分为腘动脉、胫后动脉、胫前动脉、足背动脉。

动脉壁分为三层，内膜层为内皮细胞，中层为平滑肌和弹性纤维组织，外层为结缔组织。大动脉弹性纤维较多，当心室收缩时而扩张，心室舒张时可借弹性回缩力推动血液继续在动脉内运行。中、小动脉的中层主要是于滑肌组织，弹性纤维减少，因此于滑肌的收缩与舒张，可以变血管口径，而调节器官组织血流量。血管壁上有丰富的神经丛和神经纤维分布。

　　毛细血管：毛细血管分布极广，管壁^(壁)很薄，主要由一层内皮细胞所组成。在人身各器官组织中，形成彼此连结的毛细血管网（在动脉和静脉之间广泛注）。毛细血管内血流速慢，具有一定的通透性，血液在毛细血管内，向组织和器官供给氧和营养物质，有利于进行物质交换。同时运走细胞代谢所产生的二氧化碳和代谢性产物。

　　静脉：~~静脉是~~运送血液回心脏的血管称为静脉。毛细血管汇集成较大的静脉而回流到心脏。静脉可分为深静脉和浅静脉两组，多数与同名动脉相伴行。深静脉位于深筋组织或体腔内，浅静脉位于皮下，常在体表可以看到。静脉壁的构造与动脉壁基本相似，但管壁较薄，管腔比同等动脉为大，中层的平滑肌较少，（弹性纤维也）因而弹性差，静脉内的血流比较缓慢。在四肢的静脉内有静脉瓣，可以防止血液倒流。

　　血管的功能是输送血液到全身所有的器官和组织，保证人体~~新陈代谢的~~的生理机能正常~~进行~~。心脏①输出血液经动脉分布到全身各组织器官，在毛细血管内进行物质交换②后，再经静脉回流到心脏。人体的血液循环按其循环途径，可分为两部分：(1)大循环①：血液从左心室→主动脉→动脉→全身毛细血管网→静脉→上、下腔静脉→而达右心房。(2)小循环：血液从右心室→肺动脉→肺部毛细血管网→肺静脉→而达左心房。

围围血管疾病包括动脉病和静脉病两大类。

临床上比较常见的疾病，周围血管有血栓性静脉炎、下肢静脉曲张、血栓闭塞性脉管炎、闭塞性动脉硬化和深静脉血栓形成等（周围血管疾病的分类），现则述如下：

周围血管疾病的分类

动脉疾病	静脉疾病
(一)原发性动脉疾病	(一)浅静脉疾病
1.血栓闭塞性脉管炎	1.血栓性浅静脉炎
2.闭塞性动脉粥样硬化	2.游走性血栓性静脉炎
3.大动脉炎	3.胸腹壁血栓性浅静脉炎
(二)继发性动脉疾病	(二)深静脉疾病
血性	1.肢深静脉血栓形成
1.动脉栓塞	2.下腔静脉血栓形成 梗阻综合征
2.急性动脉血栓形成	3.上腔静脉血栓形成 梗阻综合征
	4.上肢深静脉血栓形成
(三)血管神经功能紊乱所致血管疾病	
1.雷诺氏病（肢端动脉痉挛病）	(三)下肢静脉曲张
2.红斑性肢痛病	1.原发性下肢静脉曲张
	2.继发性下肢静脉曲张
(四)其他血管病	
1.血管瘤 (动脉搭伤)	
2.动脉瘤	
3.动静脉瘘	

周围血管疾病的发病范围，除某些静脉疾病外，对动脉疾病如血栓闭塞性脉管炎、闭塞性动脉粥样硬化、大动脉炎和雷诺氏病等，均尚未完全阐明其病因和发病机理。如血栓闭塞性脉管炎可能与寒冻、吸烟有关，以及由于红细胞、血小板的聚集和凝结而引起血液粘度增高所致。闭塞性动脉粥样硬化是由于脂质代谢紊乱，使动脉内膜形成粥样斑块所致。大动脉炎可能与风湿、结核有关，亦认为是属于自体免疫性疾病。

　　周围血管疾病如血栓闭塞性脉管炎、闭塞性动脉粥样硬化、大动脉炎（雷诺氏病）等病症，虽然都可出现瘀血、缺血、血栓形成、动脉管腔的狭窄或闭塞（引起血液循环障碍），甚至出现溃疡或坏疽，但其临床表现和病理变化都是不相同的。静脉血栓形成，静脉管腔阻塞后，静脉血液回流受阻，可出现组织瘀血、肿胀，甚至可有溃疡或坏疽。

祖国医学对周围血管疾病早有论述，如所载"脱疽"、"脱骨疽"、"脱骨疔"包括了血栓闭塞性脉管炎、闭塞性动脉粥样硬化等疾病。李梴的《医学入门》谓："脱骨疔，以其能溃脱也。"鲍相璈的《验方新编》谓："脱骨疽……黑色不退，久则溃烂，节节脱落，延至足背腿膝，腐烂黑陷，痛不可忍。"提出了应用中药、针灸疗法等治疗。血栓性静脉炎属于"脉痹"范围。下肢静脉曲张伴发小腿溃疡属于"臁疮"范围。下肢深静脉血栓形成、雷诺氏病、大动脉炎在祖国医学文献里尚未见到记载，下肢深静脉血栓形成可能包括在"血瘀证"、"肿胀"或"湿热下注"范围。雷诺氏病可能属于"痹证"范围。

祖国医学对周围血管疾病的认识和治疗，积累了宝贵的经验。

　　周围血管疾病的防治，必须中西医结合，努力发掘祖国医药学宝库，同时吸收现代医学的长处，不断提高防治水平。中西医结合和血管外科手术的发展，在防治周围血管疾病~~的应用~~方面取得了不少成果。近年来，应用活血化瘀法治疗周围血管疾病有了新的发展，取得了显著的效果。如血栓性静脉炎、深静脉血栓形成、血栓闭塞性脉管炎、闭塞性动脉粥样硬化、肢端动脉痉挛病、大动脉炎等疾病，虽然其发病原因和病理变化有所不同，但都可出现血瘀证，瘀阻脉络，引起血液循环障碍，表现为缺血、瘀血、血栓形成、瘀斑、肿胀、血管狭窄或阻塞等，通过活血化瘀药物治疗可

以祛除瘀血，流通血脉，改善血液循环，使疾

病得样和治愈。~~（涂改）~~。临床上应用各种活血化

瘀~~（涂改）~~药物都可以治疗周围血管疾病，如丹参、

赤芍、川芎、红花、当归、川牛膝、桃仁、鸡

血藤、苏木、土元、水蛭、刺蒺藜、三棱、莪

术等。此外，如洋金花、全蝎、蜈蚣等，治疗

周围血管疾病也有一定疗效。洋金花具有活血

止痛作用，能够解除血管平滑肌痉挛和减少血

管的通透性。~~（涂改）~~

~~（涂改）~~

~~（涂改）~~。对大动脉炎、雷诺氏

病应用针刺疗法也有疗效。对闭塞性动脉疾病如

栓闭塞性脉管炎、闭塞动脉粥样硬化、大

动脉炎，可施行动脉血栓内膜剥脱，用自体血

管或人造血管作移植或搭桥等手术，亦脉保良

血栓就。对下肢浅静脉血栓形成，发病早期应

用溶栓疗法，或~~取~~用取栓疗法结合抗凝疗法，

至应用活血化瘀、清热利湿中药祛瘀，可以提

高疗效。目前，对周围血管疾病的防治已被重

视，我国已将血栓闭塞性脉管炎、大动脉炎、

下肢深静脉血栓形成等疾病列入防治研究规划。

（中西医结合防治）周围血管疾病的研究，应在临床实践肯定疗

（不断提高临床疗效基础上，开展）效的基础上，应当基础理论研究。由于一些周

围血管疾病的病因和发病机理尚未完全了（明），

为了提出有效的（中西医结合）防治措施，应与临床实践密切

结合，对发病规律、发病因素和发病机理进行

深入的调查，（开展）研究。~~经过不断努力，逐步形成我国独特的~~

（中西医结合治疗周围血管疾病的好经验。）~~结合疗法，使周围血管疾病提高到新的水平，~~

血瘀症与周围血管疾病

自70年代以来，时/我国血瘀症与活血化瘀法的深入研究，不仅应用活血化瘀法治多学科、多系统疾病取得显著成效，而且促进中西医结合治疗周围血管疾病的发展，缩短了疗程，提高了疗效。现根据多年来临床实践，对血瘀症与周围血管疾病进行系统和讨论，以引起重视。

1991. 2. 5.

血瘀症与周围血管疾病

血瘀症导论~~及其范围概述~~ 与发展

血瘀症~~超~~活血化瘀法，是我国~~医~~传统医学的独特理论和宝贵经验，历史悠久。马王堆汉墓出土的帛书《五十二病方》中~~就~~有血瘀症记载，立用活血化瘀法治疗疽病、外伤感染等18种疾病，并重视用酒治病。武威汉墓出土的医简中，有用当归、川芎、丹皮、芍药、大黄等治疗"瘀"痛的~~固~~方剂。《内经》对血瘀症的病因、诊断和治疗有比较详细的总结，~~提出~~载有"恶血"、"留血"、"血不血"等，（首先提出"脱疽"、"脉痹"等血瘀性疾病）以及立用活血化瘀法治疗。明确指出："疏其血气，令其调达"；"血实宜决之"；"结者散之，留者攻之"。都是强调活血散结祛瘀法治疗。汉代张仲景著《伤寒论》和《金匮要略》，首先立"瘀血"

病名，并提出"蓄血"、"血结"、"干血"等病证，总结血瘀证的辨证论治规律，主要立用温通化瘀和泻热化瘀两大治疗法则。对瘀血重证，用虫类药（水蛭、虻虫、䗪虫、蛴螬等）法以破血治疗。创立当归四逆汤、下瘀血汤、桃核承气汤、抵当汤、大黄牡丹皮汤、鳖甲煎丸、大黄䗪虫丸等10多个著名活血化瘀方剂，由于明确酒的活血通脉作用，这些活血化瘀方剂多是用酒下和酒煎的。对瘀血瘀证及其活血化瘀法（对现在防治周围血管疾病、外科疮疡病有重要价值。）

法的创新的发展奠定了基础。晋代陈延之著《小品方》，对"恶血"、"宿血"、"积聚"和刮伤、骨折的"瘀血"、"聚血"等立用活血化瘀法治疗。提出热病"内瘀有蓄血者"，立用芍药地黄汤（芍药、地黄、犀角、丹皮、黄芩）。唐《千金要方》更易方名为犀角地黄汤，具有凉血解毒、活血化瘀作用，治疗瘀热在里。南北朝时代，龚庆宣著《刘涓子鬼遗方》（我国最早的一部外科学专著）治疗"金疮"（刺伤感染）方剂31首，其中活血化瘀方剂12首，多数方剂为"调温酒服"。（指出"血泣不通"引起"脓疽"（脓性动脉内塞性疾病）。明确指出："金疮有瘀血"用桃核汤，"金疮腹内有瘀血"用乌鸡汤，"被打腹中瘀血"用蒲黄散等，均主用活血破血药物：当归、芍药、蒲黄、大黄、桃仁、水蛭、虻虫、川芎、蟄虫等。隋代巢元方著《诸病源候论》指出诸病为"血气不和所生"，认为痛疽、脉痹、恶脉、金疮、癥瘕积聚等病证，是由"瘀血"、"留血"、"恶血"、"瘀结"所致，同时列出《被打瘀血候》、《被损久瘀血候》和《伤害内有瘀血候》等专篇论述瘀血证。唐代孙思邈著《千金要方》和《千金翼方》均有血瘀证论述，载有许多活血化瘀方剂。如治疗癥瘕积聚，立用活血化瘀方剂29首，主要活血化瘀药物有：当归、芍药、丹参、川芎、大黄、桃仁、丹皮、三棱、牛膝、水蛭、虻虫、蜇虫（蝼蛄、蜈蚣、蟋蟀等。治疗损伤瘀血，立用活血化瘀方剂24首〔和14首〕。~~治疗金疮~~，立用活血化瘀方剂14首。

王焘著《外台秘要》也有血瘀证论述，所列"从高坠下瘀血及折伤内损"、"折腕瘀血"、"被打有瘀血"、"有瘀血在膛内久不消"等，均重视立用活血化瘀方剂。总结了血瘀证（证）以及立用活血化瘀方剂的经验。宋代《圣济总录》对痛疽、瘰疬、诸瘿、腿痛、痉痛（损伤）等痛证，认为是瘀血所致，了注立用活血化瘀方剂治疗。如"脉痹血道壅涩"，"治脉痹，通行血脉"，立用黄芪汤、芍药汤等益气活血方剂。《太平全嘉方》对血瘀症兼病治疗，应用许多活血化瘀方剂。对创伤瘀血，"瘀血攻心"，强调"理血"、"散血"、"下瘀血"、"通血脉"治疗。

金元时代，朱丹溪著《丹溪心法》，创立气、血、痰、湿、热、食六郁之说，指出："人身诸病多生于郁"，"血郁者，四肢无力"。"血郁"实际是血瘀。"治病先调气"，"久病起于郁"。重视行气活血法治疗。同时，提出"痰挟瘀血"，"痰血相搏"——痰痰引起瘀痛，应用行气活血、软坚散结法治疗。对当今我们治疗周围血管疾病很有启发，也具有实际意义。

李东垣创立脾胃学派，同时对血瘀症及其活血化瘀法治疗也很有成就（积累了宝贵的经验），他在《医学发明》中，治疗堕伤、打扑损伤（创伤瘀血），创用复元活血汤（柴胡、瓜蒌根、当归、红花、穿山甲、大黄、桃仁、甘草），为著名的活血化瘀方剂。在《三圣秘藏》中，对腰痛、痹痛、身体痛、损伤痛等，认为"血络中有凝血作痛"，强调"宜通其经络，破其血络中败血"，"皆去血络之凝乃愈"。如治疗打扑损伤、瘀伤痛闷，宜用破血散瘀汤（当归、苏木、水蛭等），地龙汤（当归、地龙、苏木、桃仁等），均为活血化瘀方剂。对痈疽疮疡，血气凝注，元气虚弱者（气虚血瘀），~~宜益气活血~~宜用内托黄芪汤、升麻托里汤、内托羌活汤等，均用当归、黄芪，为益气活血方剂。~~李东垣对血瘀证及其活血化瘀法治疗积累了宝贵的经验。~~

明代，张景岳著《景岳全书》，认为痈疽、癥瘕、积聚、流注（产后瘀血流注）、跌打损伤等血瘀~~为瘀病~~(病证属①)。在"血证"专论指出："血有虚而滞者，宜补之活①之，以当归、牛膝、川芎、熟地……"。"血有蓄而结者，宜破之逐之，以桃仁、红花、三棱、莪术……"。"凡治血证皆察虚实"。认为"补血行血无如当归"，"行血散血无如川芎"，"生血凉血无如生地"，"敛血清血无如芍药"。 ~~未审和发展~~ 了血瘀症及其

<small>(根据经验（抑制、剥离的经验）)</small> <small>对</small>

活血化瘀治法。王肯堂的《证治准绳·疡医》，"治一切疮痈，未成脓者内消，已成脓者即溃"，立用仙方活命饮（金银花、防风、白芷、当归尾、赤芍、乳香、没药、贝母、皂角刺、穿山甲、天花粉、陈皮、甘草），为著名清热活血

<small>(清热散结)</small>

方剂。李时珍著《本草纲目》，有"瘀血"药专篇，收载活血化瘀药150种。对痈疽肿疡，用解毒活血药，溃疡用益气活血药。

清代，叶天士著《温热论》创立卫、气、营、血辨证体系和治疗方法。他指出："有热传营血，其人素有瘀伤宿血……其舌色必紫而暗"。以清热凉血散血法治疗。并在《临证指南医案》中，提出："凡久恙必入络"，"久痛必入络"，"瘀血必结在络"，创立"通络之法"，对痈疽、痹、癥瘕、积聚等许多病证，用虫类药活血通络，善用全蝎、地龙、䗪虫、水蛭、蜣螂、蜂房等。这对我们治疗周围血管 临床 疾病提供了很宝贵的经验和好的思路。王清任的《医林改错》实为瘀血证专著，~~善~~调治病 调理 气血 ~~为主~~，认为"气有虚实"，"血有亏瘀"，重视血瘀证的辨证论治，提出补气活血、逐瘀活血两大治疗原则，创立活血化瘀方剂33首，治疗各种血瘀病证50多种，如治疗头部疾病（颅脑外伤、脑血管病等），

用通窍活血汤；治头部瘀痛（创伤、脑瘤、
冠心病）和胸部血管瘀病等，用血府逐瘀汤；
上腹部
膈下瘀痛（膈下瘀血、肿块 及 肝胆瘀病等），
用膈下逐瘀汤；下腹部瘀痛（少腹瘀血疼痛、
沙尿多痛五等），用少腹逐瘀汤。对气虚血瘀
痛（脑血管病、脑动脉硬化、大动脉炎等），
用补阳还五汤等。王氏无论在理论和临床实
践，丰富和发展了血瘀证及其活血化瘀疗法。
具有实用价值和研究价值。唐容川著《血证论》
是血证病专著，提出"去瘀生新之法"："瘀
血去则新血已生，新血生而瘀血自去。"对出
血瘀病以止血、消瘀、宁血、补血四法治疗。指
出瘀血在脏腑经络之间，在上焦、中焦、下焦，
在四脏，在表、在里，立根据瘀血部位不同，
选用不同的活血化瘀方剂治疗。强调"凡血

证，总以去瘀为要。"近代，张锡纯著《医学衷中参西录》，运用[[]张仲景和王清任治疗瘀血病证，在临床实践中，善用三棱、黄芪、乳香、没药、全蝎、蜈蚣、水蛭等，创用许多活血化瘀方剂，治疗多种瘀血病证。如创用活络效灵丹（当归、丹参、生乳香、生没药），治疗"内外疮疡，心腹四肢疼痛，凡病之由于气血凝滞者，恒多奇效"。创用内托生肌散（生黄芪、丹参、生乳香、生没药、生杭芍、天花粉、甘草），治疗"瘰疬疮病破后，气血亏损不能化腐生肌"。创用大黄扫毒汤（大黄、天花粉、皂角刺、穿山甲、乳香、没药、蜈蚣、薄荷叶），以通下活血法，治疗疔疮等。称"用此方救人多矣，因用之屡建奇效"。

血瘀的概念

我国传统医学关于血瘀(瘀血)的含义比较广泛，都是指由于血脉瘀滞、气滞血瘀、气血失调(运行)不畅(由此而引起而形成血瘀)的各种症疼痛，即称为血瘀症。张仲景的《金匮要略》首先立"瘀血"病名，作为独立的疾病。自《内经》和《金匮要略》、《伤寒论》在历代的医学著作中，对"瘀血"作为重要疾病均有详细记载如论述，提出不同的名称有："恶血"、"留血"、"蓄血"、"干血"、"血结"、"宿血"、"凝血"、"贼血"、"血积"、"败血"、"死血"等等。

这些都是广义上的血瘀血。都包括在血瘀范围内。

气血相关学说是我国传统医学的理论核心，心生血脉，脉为血之府，"血脉营卫，周流不休"。《血证论》说："气为血之帅，血随之而运行；血为气之守，气得之而静谧。"《灵枢·经脉篇》谓："脉道以通，血气乃行"。"气绝则脉不通，脉不通则血不流……"。因此，血瘀实际上与气、血、脉有密切关系。气行血亦行，气滞血亦滞。（而导致血瘀）（气为血之帅，）血瘀时，气必滞，则气血运行失调。《辨证录》谓："血活易于流动，行气而瘀滞可通"。从现代医学理解，外科血瘀症的病理学概念，主要包括有：

1. 外科急性化脓性感染：瘀血成痈。"血气凝滞，热毒壅结"。《血证论》谓："凡有瘀热壅血，均能成痈"。如疖、痈、蜂窝组织炎、急性乳腺炎等，均气滞血瘀，热毒郁结而成。

2. 急性腹腔感染和表症：瘀血腹痛。《万病回春》谓："痛不移处者，是死血也。"《医驳秒传》谓：腹痛"为有瘀血结热"。《证治准绳·腹痛》指出：腹内有结块，痛不可接，为有"瘀血"。急腹症时出现炎性包块或腹腔脓肿等。

3. 腹部肿块：瘀血积聚。《丹溪心法》谓："死血痰积成块，在两肋动作……"。《血证论》谓："瘀血在经络脏腑之间，则结为癥瘕。"

瘀血（瘀滞）凝结脏腑，形成癥瘕积聚，如肝脾肿大、胆囊肿痛（胆囊肿大）、囊肿等（肠系毛块、慢性炎块），以及各种肿瘤。

4. 脏传瘀血：瘀血四肢。《血证论》："瘀血四肢，亦发痠痛。"《外科理例》指出："胼疽""血脉不通"。《奇效良方》谓："脉痹，血道壅塞"。各种属目前述的动脉闭塞和栓塞，如血栓闭塞性脉管炎、闭塞性动脉粥样硬化、大动脉炎、急性肢体动脉栓塞等。

5. 静脉循环障碍：瘀血脉结。下肢静脉曲张、血栓性浅静脉炎、下腔与髂股静脉血栓形成（"瘀血流注，四肢痠痛肿胀"）、下肢深静脉瓣膜功能不全等。

6. 软组织损伤和骨折：损伤瘀血。《素问·缪刺论篇》指出："人有所堕坠，恶血留内"。《小品方》："从高堕下，腔中崩伤，瘀血满"，并指出：刻伤和骨折均有"瘀血"、"聚血"。《太平圣惠方》："伤损，腔内、膈上、四肢瘀血不散"。《景岳全书》指出：损伤"恶血流于内"，"败血凝滞"。

7. 组织增生及变性：烧伤<u>瘢痕</u>（瘀血瘢痕。）、外伤<u>瘢痕</u>、食管瘢痕性狭窄、肠粘连、盆腔粘连等。以及~~脉律瘀血引起组织纤维性硬化和皮肤萎缩障碍变等~~。

8. 组织粗肿、水肿：瘀血肿胀。如淋巴回流障碍、象皮肿等。

就狭义而言，我国传统医学的血瘀是指血凝而不流，"血凝则脉不通"，"血脉壅闭"，（"血气凝涩"）

而引起血流循环障碍和微循环障碍。周围血管疾病的血瘀表现，主要有三方面：①动脉闭塞或栓塞，引起肢体血运障碍；②静脉瘀滞、血栓，引起静脉血瘀回流障碍或静脉血流倒流；③淋巴管瘀滞、阻塞，引起淋巴回流障碍。

周围血管疾病的血瘀临床表现

- - - - - -

（详见《脉络动脉闭塞及其转归问题》）

活血化瘀法的具体应用

- - - - - -

（详见《周围血管疾病治疗八法》）

9. 滋阴活血法　周围血管疾病患者在发病过程中，常有瘀阻阴虚表现时（阴虚血瘀），可以应用滋阴活血法治疗。临床适用于：① 大动脉炎（急性活动期）等疾病，出现低热、潮热、手足心热、心烦，或有盗虚汗，消瘦，舌红绛少苔，脉细数或虚数；② 肢体血液循环障碍（血瘀），郁久化热，肢体坏疽继发感染，热或伤阴者；③周围血管疾病后期或恢复阶段，由于久病阴液耗伤而虚热不退者。滋阴活血法与补气养血法、清热解毒法相结合应用，可以提高疗效。如热毒炽盛阴液耗伤者，应以清热解毒为主，佐以滋阴活血法。4刘涓子鬼遗方书中治疗外科化脓性感染疾病（痈疽虚热及溃后虚热），以滋阴活血法，应用生地黄汤、黄芪汤（生地黄、黄芪、麦冬、知母、当归、芍药、人参、川芎等）。常用的滋阴药有：生地、元参、麦冬（滋阴生津），知母、银柴胡、石斛（滋阴清热），鳖甲、龟板（咸寒滋阴）等。

　　10.通下活血法　　治疗周围血管疾病，通下活血法主要用于：①血瘀积聚日久，肢体瘀肿疼痛难消，而身体壮实者；②瘀热蕴结，如下脏深静脉血栓形成、急性脏体动脉血栓形成或肢体明显瘀肿，剧烈疼痛，发热，大便燥结者；③热毒炽盛，瘀热在里，严重脏体坏疽继发感染，高热、烦躁、神志模糊，舌苔黄燥或黑苔。主要以大黄、芒硝结合活血化瘀法应用，以清除瘀血热结。《刘涓子鬼遗方》中治疗外科化脓性感染疾痛（痈疽结实），以通下活血法，应用大黄汤（大黄、黄芩、生地、当归、芍药）。

周围血管疾病辨证论治的几个问题

尚德俊

周围血管疾病在我国是常见病、多发病，日益受到人们的重视。从50年代，我国由中医中药治疗血栓闭塞性脉管炎一个疾病开始，依据祖国医学的"同病异治"、"异病同治"的理论和血瘀证学说，逐渐发展到目前中西医结合治疗闭塞性动脉粥样硬化、肢端动脉痉挛病、大动脉炎、下肢深静脉血栓形成（下肢静脉曲张、）等周围血管疾病，并以大量临床资料为依据总结中医研究辨证论治规律，有了新的发展和提高，取得了显著的成绩。这里，根据临床治疗周围血管疾病的经验，对周围血管疾病辨证论治的几个问题进行探讨，以供临床参考。

一、辨病与辨证相结合

中医学对疾病的认识和治疗，主要是放

主"证"，以辨证为纲。"证"是对病人机体内在变化所呈现的各种临床表现的概括。中医学的"脱疽"（脱骨疽）就是以临床证候的特点来分类和定名的，虽然有血栓闭塞性脉管炎、闭塞性动脉粥样硬化、大动脉炎、糖尿病坏疽等疾病，概括性高，诊断不够明确，治疗针对性不够强。现代医学的详细询问病史、全面体格检查，以及结合实验室、临床检查诊断出的客观证据，对"病"作出的正确诊断，都丰富了中医的辨证，使中医学的"脱疽"更为明确、更为具体化，这就够使得辨证论治具有针对性，更好地去掌握治疗效果，如血栓闭塞性脉管炎急性进展期，主要是动脉、静脉急性炎症，表现为湿热蕴结，应用清热活血利湿法治疗。大动脉炎活动期，主要是低热、关节痛、血沉快，表现为阴虚内热，应用养阴清热活血法治疗。而闭塞性动

右侧批注：如血管炎急性进展期表现为湿热下注，应清热利湿，用金银花、黄柏、苍术、连翘、赤芍。大动脉炎活动期表现为阴虚内热，用生地、白薇、石斛、青蒿、丹皮等。

脉粥样硬化是非炎症性病变，主要是动脉内膜脂质性粥样斑块沉积。临床所见，表现为明显脉气血瘀滞，则用益气活血法为主进行治疗。

所以，临床治疗周围血管疾病，要求明确西医诊断之后，再据中医辨证论治治疗，便于掌握中医辨证论治规律和中西医统治疗经验。我们要既重视中医的"证"，又不忽视西医的"病"。我们以401例血栓闭塞性脉管炎治疗分析，总结中医辨证论治规律分为五型：阴寒型、血瘀型、湿热下注型、热毒炽盛型和气血两虚型。某些人都可以患血栓闭塞性脉管炎，出现肢体血液循环障碍，这个"病"是共异性，但中医辨证有阴寒型脉管炎、血瘀型脉管炎等之分，而治疗法则和方药也就有区别。即使在同一病人身上，由于疾病的演

变过程和发展阶段不同，治疗法则和方药也

这就叫"同病异治"。

就有不同。我们临床上，往々遇到，在一个

由于病性的变化，"证"可以互相转化，诸

脉管类病人身上，前后应用二种或三种不同

的治疗法则和方药。这些不同的"证"是其

我们在临床治疗中，既要重视改善肢体血液循环障碍这个"病"的共性，又要注意解决"证"的个性。

个性。这种辨证论治精神，体现了中医诊断

和治疗疾病的整体观念和动态观念。

西医善于辨病，中医善于辨证。

辨病与辨证相结合，就是将西医、中医

的诊断和治疗综合起来，互相取长补短，更

明确疾病的发病原因、部位和性质，了解疾

病的全部发病过程，既有整体观念、动态观

念，又不忽视局部变化，立家了诊断的完整

性和治疗的全面性。

取得疗效之后，

药物研究 围绕血管疾病的辨证论治规律

不应局限于"证"

以中医辨证为依据，

，还应努力寻找对"痛"具有针对性药物

和方剂，并通过临床实践和实验研究加以证

家。及临证得起重要性。但即便找到具有针对"病"
性的方药，还应根据病人的具体病性进行治 加以考虑。
疗，不仅重视 能 而能 围绕 辨证论治 精神。

　　目前，我国已在 左 大量临床实战的基础上，开始研起 治疗 集些围围
血管疾病的针对性的方药，并取得了可喜的成果。

二、治疗 七法的临床 具体 应用

通过多年来的临床实践和探索，周围血管疾病的常用治疗法则如下：

1. 活血化瘀法：气滞血 阴 瘀是周围血管疾病的常见病理病机，因此活血化瘀法是周围血管疾病的主要治法。适应证为：(1) 各种原因所致的肢体动脉闭塞和栓塞；(2) 各种静脉循环障碍（瘀血）；(3) 急性血管炎症，常与清热解毒法配合使用；(4) 血管疾病稳定阶段。

2. 清热解毒法：周围血管疾病多有急性血管炎症，以及寒凝血瘀郁久化热，肢体出现淤烂继发感染，常 兼有 有不同程度的热证，根据"热者寒之"的原则，清热解毒法也是常用的主要治法。适应证为：(1) 湿热者，清热利湿；(2) 热毒炽盛者，清热凉血；(3) 热或伤阴者，养阴清热。

3. 温经散寒法：主要用于寒凝血瘀，肢体血液循环障碍，如血栓闭塞性脉管炎、闭塞性动脉粥样硬化、肢端动脉痉挛病、大动脉炎之具有阴寒证者，肢体发凉怕冷，沉寒痼冷，冰凉。常与活血化瘀法、补气养血法和温肾法配合应用。

4. 温肾健脾法：主要用于脾肾阳虚之证，如血栓闭塞性脉管炎、肢端动脉痉挛病、大动脉炎等，全身畏寒怕冷，肢体冰凉，冷痛刺骨，遇冷则甚，脉苍白，身疲乏力，腰膝酸软无力，阳萎阴冷，胃纳不振。

5. 利水渗湿法：周围血管疾病常可发生肢体肿胀，水湿壅盛。适应证为：(1)湿盛者，利水渗湿；(2)湿盛于热者，利湿为主佐以清热；

(3) 湿热壅盛者，清热利湿。

6. 补气养血法：主要用于病人平素身体虚弱，或恢复阶段气血耗伤，以及创口之不能愈合者。阴虚者宜滋阴养血，阳虚者宜补气助阳。（或病性处于稳定阶段）我们对脉管炎病人临床治愈后，（与活血祛瘀法配合运用）掌用补气养血法，以巩固疗效和防止复发。

7. 镇痉通络法：周围血管疾病中，由于气血瘀滞，肢体动脉痉挛、闭塞，引起肢体血液循环障碍，病人肢体常有胀痛、剧痛和肌肉抽动，（因此）主要宜用虫类药物，来消除"毒"、"瘀"、"风"，如全蝎、蜈蚣、地龙、乌梢蛇（土元）等。临床上，镇痉通络法与活血化瘀法、（互以增强其祛毒、镇痉、通络、止痛作用，并可消肿静脉、动脉炎症）清热解毒法配合运用，在治疗周围血管疾病中具有重要作用。

三、活血化瘀法的临床具体应用

　　周围血管疾病，如血栓性静脉炎、下肢深静脉血栓形成、下肢静脉曲张、血栓闭塞性脉管炎、闭塞性动脉粥样硬化、股动脉痉挛病、大动脉炎等疾病，虽然其发病原因和病理变化有所不同，但在其发病过程中，都可出现血瘀的共性，表现为瘀血、缺血、血栓形成、瘀斑、肿胀、血管狭窄或闭塞等，引起肢体血液循环障碍，甚至出现溃疡或坏疽。这些不同的周围血管疾病出现的血瘀共性，和根据"异病同治"的理论，都可以选用活血化瘀法进行治疗，以祛除瘀血，疏通血脉，改善肢体血液循环，使疾病好转和治愈。而这些周围血管疾病，由于病因和病理变化不同，以及疾病发展过程中的不同阶段有其不同的变化和特殊性（个性），就不能单纯以活血化瘀法应用于疾病的全过程，必须对具体病人作具体分析，针对每种疾病各个阶段的特殊性，进行辨证论治，与其他治疗法则联合应用，才可以提高临床疗效。

1. 益气活血法：周围血管疾病病人表现瘀阻而体弱气虚时（气虚血瘀），活血法与补气法配合应用，加用黄芪、党参、人参，以补其不足，攻其瘀滞，攻补兼施，目的在于消除瘀阻，流通血脉，调和气血。清代王清任应用活血化瘀法治疗各类瘀血病证，重用黄芪加活血化瘀药，以补气消瘀为其突出特点。治疗周围血管疾病适用于：(1)瘀阻久持或病情恢复阶段而有体弱气虚者；(2)活血法与补气法联合应用，可以提高活血化瘀法的疗效；(3)在重用或久用活血化瘀药时，配合补气药，以达到消瘀而不伤正气。

2. 温通活血法：血宜温，温则通，寒则凝。如血栓闭塞性脉管炎、肢端动脉痉挛、大动脉炎、闭塞性动脉粥样硬化等，主要表现为寒凝血瘀证，患肢发凉怕冷，遇寒冷则症状加重，或引起发作，疼痛加重（寒痛），宜用温通活血法治疗。临床上可选用偏温性活血化瘀的药物：当归、川芎、鸡血藤、苏木、红花、三七、元胡、姜黄、刘寄奴等。同时配合温热药：附子、桂枝、肉桂、干姜等。

3. 清热活血法：肢体血液循环障碍，寒凝血瘀，瘀滞久而化热，而发生肢体坏疽继发感染，局部红肿热痛，怕热，剧痛（热痛），以及肢体出现痛性红斑结节（血栓性浅静脉炎），表现为热证，宜用清热活血化瘀法治疗。临床上可选用偏寒性活血化瘀药物：丹参、赤芍、丹皮、地龙、苗草、土元等。同时配合清热解毒药：金银花、蒲公英、地丁、黄芩、连翘、板蓝根等。

4. 活血利湿法：血瘀湿重，肢体有明显粗肿、水肿时，宜用活血利湿法治疗，在活血化瘀药中加用利湿药。临床适用于：(1) 动脉闭塞或栓塞性疾病伴有肢体肿胀者；(2) 下肢静脉曲张、下肢深静脉血栓形成或静脉回流受阻，出现不同程度肢体肿胀者。消瘀通脉从根本上便于利湿消肿，利湿后肢体肿胀消退，有利于消瘀通脉，恢复肢体血液循环。

5.行气活血法：气与血有密切关系，气行血亦行，气滞血亦滞，血瘀时，气少滞；郁怒而气滞时，则形成气滞血瘀，气血运行不畅，"气塞不通，血壅不流"。如肢端动脉痉挛病患者，当生气、情绪激动时，而引起两手或足际称性颜色改变，出现明显的气滞血瘀症状。因此，应用活血化瘀法治疗周围血管疾病时，应配合行气药，如香附、木香、枳壳、青皮、乌药、沉香等，而一些活血化瘀药同时兼有行气作用，如川芎、郁金、元胡、姜黄、川楝子等。

6.养血活血法：周围血管疾病血瘀而兼有血虚时，活血化瘀法与养血药配合应用。常用的养血药有：当归、芍药、地黄、阿胶等，而一些活血化瘀药同时兼有养血作用，如丹参、赤芍、鸡血藤等。

7. 活血破瘀法：周围血管疾病瘀阻严重时，可选用活血破瘀者，临床适用于：(1)肢体固定性剧烈疼痛；(2)肢体紫红、青紫瘀肿；(3)肢端出现瘀点和瘀斑；(4)肢体青筋肿胀(下肢静脉扩张不全)，皮肤色素沉着或呈暗褐色。活血破瘀药有：三棱、莪术、土元、桃仁、血竭、水蛭、虻虫、苏木、全蝎、乳香、没药等。

8. 补肾活血法：血栓闭塞性脉管炎、肢端动脉痉挛病和大动脉炎病人，可出现肾阳虚证候，表现为全身和肢体怕冷，腰膝酸软无力，肢体疲累酸困，宜活血化瘀药配合温补肾阳者治疗。常用温补肾阳者有：仙灵脾、巴戟天、肉苁蓉、破故纸、菟丝子等。

四、药味剂量与服用方法

　　周围血管疾病的治疗，立根据"治病必求于本"的原则，注意分清 标本同治（"急则治其标，缓则治其本"），病或证轻重的缓急，以解决主要方面。如血栓闭塞性脉管炎湿热蕴结而身体壮实，肢体轻度溃烂伴有发热，病证较轻，则立用一般剂量的清热利温药治疗（每日1剂，分二次服），省温热清除，方可扶正治本。而热毒炽盛或正气虚弱，肢体溃烂坏疽轻重伴有高热，病证轮象轮重，则宜用大剂量清热解毒药治疗，每日二剂，分四次服，以省热毒清除，防止热毒内攻脏腑，元气大伤，达到清陰热毒而安正。省热毒已尽，再补气养血以扶正。一般情况下，可以标本同治，治疗方剂用的大小，常用剂量就可以了。药味剂量立根据病证轻重决定，做到病轻药轻，病重药重，不立盲目应用大剂量药物，尤其是洁霉化疗药的应用。

五、整体治疗与手术处理相结合

对周围血管疾病辨证论治内服中药进行全身性整体治疗，能够改善和调节病人的全身机能，消除血管炎症，扩张周围血管，解除血管痉挛，促进肢体血液循环，使肢体创口顺利愈合。当肢体溃疡坏疽继发感染时，局部的病理变化可以影响整体，如果局部病灶不及时清除，剧痛难~~以~~不易解除，全身感染~~以~~难以控制，因此手术处理是不可忽视的重要措施。全身性整体治疗与手术处理相结合，可以缩短疗程，提高临床治疗效果。我们总结血栓闭塞性脉管炎肢体坏疽的局部处理经验，施行单纯坏死组织切除，术后创口顺利愈合率85.7%，趾（指）环疽切除一期缝合术，创口愈合优良率92.3%。能有效地解除病人痛苦，

创口很难愈合，
难以

- 80 -

促进创口愈合，缩短疗程。[目前]当创面感染 _{肢体血液循环改善}

控制，肉芽组织比较新鲜时，可施行薄的游

离植皮术。这些手术处理措施，↓……

而且目前，中西医结合治疗周围血管疾病，

对严重肢体坏疽的病人，还不能完全避免截

肢手术。我们组 第残脉管炎病人的截肢率为 _{血栓闭塞性}

9.5%，闭塞性动脉粥样硬化病人的截肢率高

达 31.4%。但手术处理并不能说是治愈疾病，

还应辨证论治内服中药治疗3～6个月，以巩

固疗效，~~~~~~取得满意的效果。

〈1983年12月 于济南〉

我院中西医结合治疗血栓闭塞性脉管炎发展概况

山东中医学院附属医院　　尚德俊

我院从 1959 年开始，学习和继承张瑞丰老中医的临床经验，对血栓闭塞性脉管炎的辨证论治进行临床观察。1963 年，赵绚德对 33 例脉管炎病人进行治疗分析，总结张老医师中医辨证分型为：偏阳型、偏阴型、半阴半阳型，以四妙勇安汤、阳和汤和顾步汤为主进行治疗。

1964 年 6 月，尚德俊、赵绚德统计分析 80 例脉管炎的临床治疗观察，首先肯定了中医的疗效，初步总结了偏阳型、偏阴型和气血两虚型三种辨证分型，应用四个方剂治疗。对进一步治疗研究脉管炎打下了基础。

1962 年起，我们根据脉管炎的发病学说，应用维生素 B₁ 穴位注射对促进脉管炎创口愈合有

- 82 -

满意效果，并有缓解症状和强壮身体作用，尤其对缺血性神经炎效果更为满意。1964年，我们根据中医理论和现代医学的见解，创制成具有解毒镇痉、活血化瘀、通络止痛的有效药物四虫丸。1965年，在临床实践的基础上，择治疗方剂进行筛选、减化，又制成活血通脉饮、活血通脉丸（片）和活血通脉酊等有效方剂。

1965年，由于向子倫書记重视脉管炎的研究工作，指示尚德俊、赵绚德对脉管炎治疗经验进行系统总结，写出中医中药治疗136例血栓闭塞性脉管炎临床总结论文，于1964年发表于中国医学（英文版），向国外介绍了我院治疗脉管炎的经验。

1964年，尚德俊统计至1967年7月我院积累的221例脉管炎治疗经验，对中西医结合治疗脉管炎有了比较全面的认识，提出了阴塞型、湿热下注型、热毒炽盛型和气血两虚型四个辨证分型，应用五个主要方剂治疗，重视了活血化瘀的治疗作用，总结了影响创口愈合的七个因素和愈合过程的规律，同时初步总结了脉管炎的六个治疗法则和常用中药。

1971年10月，受中央卫生部的委托，由我院和济南市立中医医院具体负责，在济南召开了全国中西医结合治疗血栓闭塞性脉管炎经验交流会议。受会议的委托，由尚德俊、盖北俊、郑彬彬主编《血栓闭塞性脉管炎防治手册》一书，1972年山东人民出版社出版。

1977年，尚德俊统计至1975年7月我院401例脉管炎治疗经验，中医辨证论治分为：阴塞型、血瘀型、湿热下注型、热毒炽盛型、气血两虚型五型和用药规律，肯定了活血化瘀的治疗作用，以及总结了手术处理经验。辨证认识全身和局部的关系，将全身整体治疗与局部处理结合起来。中西医结合治疗脉管炎积累了比较成熟的经验。

　　吴燕治疗的401例脉管炎病人，大多数为坏死期共291例（72.6%），临床治愈率46.4%，有效率87.0%，截肢率9.5%，使大多数病人保存了肢体，避免了截肢。1976年赵绚德和1980年尚德俊等，两次全面系统总结了脉管炎肢体坏疽的局部处理经验，施行单纯坏死组织切除，术后创口顺利愈合率85.7%；趾（指）坏疽部分切除一期缝合术，创口愈合优良率83.0～92.5%。能有效地解除病人的剧烈疼痛，促进创口愈合，缩短疗程，提高临床疗效。

1978年全国科学大会，我院中西医结合治疗血栓闭塞性脉管炎研究获得国家一级成果奖。

同时，1975年起，应用中药麻醉治疗脉管炎具有良好的活血止痛作用，1979年尚德俊、周淑丽在我省首先报道中药麻醉治疗血栓闭塞性脉管炎46例（103次）临床观察，认为中药麻醉治疗脉管炎是一种良好的活血止痛剂，有显著的治疗效果。中麻后，病人能安静入睡6～8小时占52.4%，有的病人应用一次中麻后，能使剧烈疼痛消失，这可能与中麻的明显扩张周围血管，迅速改善肢体血液循环的特点有关。1976年，我们又将洋金花与丹参、当归、川芎、赤芍等活血化瘀药组成"通脉宝"丸药内服，治疗血栓闭塞性脉管炎同样具有明显的活血止痛作用。

中西医结合治疗血栓闭塞性脉管炎取得疗

效的同时，根据中医的"同病异治"、"异病同治"的理论，通过临床实践，探索治疗闭塞性动脉粥样硬化症、雷诺氏病、血栓性静脉炎、下肢深静脉血栓形成、下肢静脉曲张等周围血管疾病的经验。1974年，尚德俊编著《周围血管疾病证治》一书，由治疗血栓闭塞性脉管炎一个疾病，发展到中西医结合治疗周围血管疾病，并取得了初步成绩。

　　1977年以来，在章丘县埠村医院支持下，我院制出白花丹参注射液静脉滴注和紫花丹参注射液穴位注射治疗血栓闭塞性脉管炎等疾病，取得了良好的效果，对改善肢体血液循环、控制疼痛、促进创口愈合与单纯服中药相比较为效快、效果好。同时，开展了活血化瘀法治疗血栓闭塞性脉管炎等疾病的临床研究及其疗效原理的研究。与山东中医学院药理教研组合作，对脉管炎病人血液流变学研究表明，脉管炎病人的血液粘度增高，红细胞电泳时间延长，血沉加快，因此血液处于粘、聚状态。经过活血化瘀法为主治疗后，湿热型病人服用四妙勇安汤加味，可使血浆粘度降低，红细胞电泳时间变快；血瘀型病人服用活血通脉饮，可使全血粘度下降，红细胞、血小板电泳变快。随着脉管炎病人的血液流变性和血液粘度的改善，而临床症状好转或治愈。

目前，我们以中医辨证论治结合白花丹参注射液静脉滴法治疗血栓闭塞性脉管炎、下肢深静脉血栓形成等疼痛进行研究。

1980年，赵绚德、赵艳修对我院建院以来中西医结合治疗脉管炎75例截肢手术分析，讨论截肢的适应症和注意事项。19例股部截肢中，有5例为股动脉消失，小腿截肢55例，共计有45例在动脉闭塞部位平面之下截肢，均能使创口顺利愈合。以中西医结合中医辨证论治为主治疗后，由于患肢侧支循环建立，血液循环改者，一般施行小腿截肢（膝下 10～12 厘米为胫骨切断平面）就能获得成功。这与西医主张在动脉闭塞平面之上截肢的传统观点有所不同，为中西医结合治疗血栓闭塞性脉管炎的特点。

今后，中西医结合治疗血栓闭塞性脉管炎的研究重点：

1. 立足临床实践密切结合，对发病规律、发病因素和发病机理进行深入调查和研究。

2. 开展基础理论研究，阐明中医辨证论治、活血化瘀疗法的作用原理。

3. 寻找更有效的疗法和方药，进行剂型改革，不断提高临床治疗效果。

4. 研究巩固疗效和防止复发的具体措施，降低复发率。

1981 年 7 月 12 日初稿

1982 年 2 月 21 日修改

387例血栓闭塞性脉管炎流行病学调查报告

山东中医学院附属医院　尚德俊　赵绚德

现将我院1975年8月～1983年12月中西医结合治疗血栓闭塞性脉管炎387例流行病学调查报告如下：

1. 性别：387例中男性385例（99.48%），女性2例（0.52%）。绝大多数发生于男性，女性很罕见。

2. 年龄：发病年龄最小者14岁，最大者48岁，20岁以下者16例（4.13%），以21～40岁为最多，共342例（88.37%），41～50岁29例（7.49%）。

3. 职业：农民169例（43.67%），工人120例（31.01%），职工68例（17.57%），教师21例（5.43%），军人7例，其他2例。以农民、工人为多，占74.68%。

4. 发病因素：387例中，吸烟者166例（42.89%），吸烟加寒冻者144例（37.21%），吸烟加外伤者30例（7.52%），吸烟加寒冻加外伤者34例（8.79%），寒冻者4例（1.03%），不明者3例，无任何诱因者6例（1.55%）。

5. 发病季节：冬季148例，秋季95例，共243例（62.79%），春季55例，夏季49例，不明40例。

6. 病程与临床分期的关系：最短者40天，最长者33年，1～5年169例（43.67%），为最多。发病1年以上，未进行系统治疗，仍继续吸烟者，病情逐渐发展加重，患肢缺血征象都比较明显，有3/4病人的肢体发生溃疡和坏死（见表1）。本组病人，坏死期（Ⅲ期）病人275例（71.06%），营养障碍期（Ⅱ期）病人106例（27.39%）局部缺血期（Ⅰ期）病人6例（1.55%）。

表 1　　痛程与临床分期的关系

分期\n痛程	I期	II期	III 期			总 计 (%)
			1级	2级	3级	
1年以由	2	39	22	4	3	70（18.09）
1～5年	4	39	76	36	14	169（43.67）
5～10年		24	43	14	9	90（23.25）
10～15年		4	21	9	4	38（9.82）
15～20年			5	7	2	14（3.62）
20年以上			1	3	2	6（1.55）
总 计	6	106	168	73	34	387（100.0）

7. 发痛部位：绝大多数发生在下肢，共288例（74.42%），单独发生在上肢者很罕见，仅有5例（1.30%）。

8. 动脉痛变部位：387例中，有805个肢体受累，其中下肢动脉受累为最多，共615个肢体（

80.87%），足背、胫后动脉搏动消失411个肢体（51.06%），腘、胫动脉搏动消失240个肢体（29.74%）；上肢动脉受累154个肢体（19.13%），主要侵犯桡、尺动脉。

9.籍贯：山东省339例，东北地区13例，华北地区10例，其他省25例。

10.治疗方法：中西医结合辨证论治为主治疗243例，活血化瘀疗法组144例，均为住院治疗系统观察病例。大多数病人能在3～6个月以内取得满意效果，一般治疗3个月，就可以达到治疗目的，占67.18%。临床治愈172例（44.44%），显著好转168例（43.41%），进步44例（11.37%），无效1例（0.26%），死亡2例（0.52%）。施行截肢手术40例（10.34%）。

结　语

对387例血栓闭塞性脉管炎流行病学调查结果，应重视研究的问题有：(1)发病以青壮年男性为最多，女性罕见，这种几乎完全侵犯男性的特殊性应加以重视。(2)病人绝大多数有长期严重吸烟嗜好，并使病情发展加重，必须明确提出严格终身戒烟。(3)病人多有漫长的、持续数年的病程，呈周期性发作，往往首先侵犯下肢（常先单下肢发病），而后累及上肢，最后肢体发生溃疡或坏疽。这种主要侵犯下肢中、小型动脉，可能与经络（足三阴经功能失调）有关。应积极控制病情发展，早期诊断，早期治疗，避免肢体发生溃烂。(4)应进一步研究更有效的疗法和方药，提高疗效。

1986 年 8 月 15 日

血栓闭塞性脉管炎发生游走性血栓性浅静脉炎23例报告

山东中医学院附属医院外科　尚德俊

血栓闭塞性脉管炎发生游走性血栓性浅静脉炎并不少见，由于临床中认识缺乏，往往误诊为一般的血栓性浅静脉炎、风湿性结节性红斑等。现将血栓闭塞性脉管炎发生游走性血栓性浅静脉炎23例分析报告如下，以引起重视。

临床资料

一、一般资料

性别：本组23例病人全部为男性。

年龄：20岁以下者2例，21～40岁者18例，41～45岁者3例。最小者19岁，最大者45岁。

职业：职工10例，农民6例，工人4例，教师、渔民各1例，不明1例。

吸烟：多有长期吸烟嗜好，吸烟1~5年1例，5~10年2例，10~20年8例，20~30年8例，36年1例，不吸烟3例。最短5年，每日15支；最长36年，每日20支。

病程：1年以内3例，1~5年7例，5~10年7例，10~20年5例，20~25年1例。最短5个月，最长25年。

发病部位：双下肢13例，左下肢、单下肢及单上肢各1例，右下肢2例，两下肢及单上肢、四肢各3例。

临床分期与辨证分型：Ⅱ期11例，Ⅲ期1级10例，Ⅲ期2级、3级各1例。阳毒型1例，血瘀型5例，湿热下注型17例。

- 96 -

二、游走性血栓性浅静脉炎的发作类型

1. 以游走性血栓性浅静脉炎为开端，在发生动脉病变之前，首先侵犯肢体静脉，发作游走性血栓性浅静脉炎。发生在动脉病变之前，2个月、4个月各1例，3个月、~~6个月~~、1年、5年、7年各2例，10年、13年、14年各1例，共有13例。

2. 血栓闭塞性脉管炎的早期同时发作游走性血栓性浅静脉炎，肢体动脉和静脉同时受累，有5例。

3. 血栓闭塞性脉管炎发病过程中，发作游走性血栓性浅静脉炎，有3例。

4. 血栓闭塞性脉管炎的后期发作游走性血栓性浅静脉炎，有2例。

游走性血栓性浅静脉炎发作时间最短1个月，最长18年。

三、游走性血栓性浅静脉炎的发生部位

1. 两小腿及足背部了例，其中1例病人两侧股动脉搏动消失，由于右小腿及足背部广泛发作游走性血栓性浅静脉炎，发生溃破感染，而施行股部截肢，甚为罕见。

2. 两小腿及股部（大隐静脉）6例，其中有4例先发作小腿游走性血栓性浅静脉炎，而后向上蔓延至股部大隐静脉；有2例先发作两侧股部血栓性大隐静脉炎，而后向下蔓延发作小腿游走性血栓性浅静脉炎。

3. 右小腿、左小腿5例。

4. 两小腿及足背部、足掌部2例。

5. 右小腿及足背部1例。

6. 单发生于右足背部1例。

7. 两小腿及足背部、足掌部和两前臂1

例）。均首先发作两小腿及足背部、足掌部游走性血栓性浅静脉炎14年之后，才出现两下肢缺血症状，同时两上肢前臂又发作游走性血栓性浅静脉炎，持续发作一年之后，又出现两上肢缺血症状。

典型病例介绍

[病例1] 李××，男，39岁，工人，住院号：34556。于1984年6月25日入院。

主诉：两下肢反复发作痛性红斑结节十三年多，两足发凉、疼痛、间歇性跛行半年多。

现病史：1971年5月，病人左内踝部起痛性红斑，左小腿、股内侧起痛性发红硬索状物（血栓性大隐静脉炎），约半月后消退。但每年反复发作4～6次，灼热，疼痛。约

4～5年后，右足背、小腿发作痛性红斑及硬索条状物。此后，两下肢经常反复发作痛性红斑及硬条索条状物，至今未停止。曾在当地按"风湿性结节红斑"治疗无效。1983年12月，病人才发现两足发凉怕冷，疼痛，间歇性跛行，仅能走四半里路，两足呈紫红色，趾甲生长迟慢，出汗减少。吸烟10多年，每日十五支。

检查：体温37℃，脉搏72次/分，血压110/70毫米汞柱。两足呈紫红色，发凉，皮肤、趾甲营养障碍改变。两侧下肢大隐静脉呈硬条索条状，有压痛。两侧足背动脉、左侧胫后动脉搏动消失，右侧胫后动脉和两侧腘动脉搏动减弱。舌苔薄白，舌质红绛。

印象：血栓闭塞性脉管炎Ⅱ期（血瘀型）。

治疗：治宜活血化瘀，内服活血通脉饮，重脱通脉安。

[按语] 此例病人发病时，首先侵犯两下肢静脉，发作两下肢游走性血栓性浅静脉炎，呈间断反复发作达十三年之久。由于临床上未注意到两下肢静脉呈游走性反复发作的特点，而误诊为"风湿性结节性红斑"，而延误治疗。近半年来，才累及肢体动脉，出现两下肢缺血征象。

[病例 2] 潘××，男，47岁，住院号：18453。于1984年6月18日入院。

主诉：两足发凉怕冷，疼痛，间歇性跛行十二年，右足拇趾溃烂二十天。

现病史：病人于1972年春季，右足发凉怕冷，间歇性跛行，足趾潮红色。1973年3月，

左小腿、足背部、足掌部起痛性红斑结节，（血栓性浅静脉炎）

约半月后消退，但多在冬季春易发作。数月

后，左足小趾变紫色，溃破。1976年，左小腿

足背部、足掌部发作痛性红斑结节，约半年

前，出现右足发凉怕冷，疼痛，间歇性跛行，

同时两手发凉怕冷，冬季变苍白色。

此后右足拇趾溃破，经治疗愈合。1981年，左

小腿、足背部、足掌部又发痛性红斑结

节足痛性发红硬索条状物，持续反复发作三

个月后消退。此时，左足第2趾发黑坏疽，

手术愈合。此后，每当两下肢缺血症状加重

时，了发作痛性红斑结节足硬索条状物。1983

年，两足症状加重，发凉，变紫色，间歇性

跛行，仅能走一里路。同年冬季，右小

腿足背部又发作痛性红斑结节，持续反复发作三

个月。二十天前，右足拇趾溃破，疼痛加重。

吸烟二十三年，每日20支。

　　检查：体温36.3℃，脉搏84次/分，血压110/70毫米汞柱。两足发凉，呈深潮红色，皮肤干燥，趾甲增厚。右足拇趾端溃烂，趾骨外露，周围肿胀。左手发凉。两侧足背动脉、左侧胫后动脉和两侧尺动脉搏动消失，右侧胫后动脉、两侧腘动脉和左侧桡动脉搏动减弱。舌苔薄白，舌质红绛。

　　印象：血栓闭塞性脉管炎Ⅲ期1级（湿热下注型）。

　　治疗：治宜清热利湿、活血化瘀，内服四妙勇安汤加味，配服活血通脉片。因右足拇趾尖坏疽消退，施行拇趾切除缝合术，使用抗生素，手术后第十一天拆线，创口一期愈合。

【按语】 此例病人发病时，首先侵犯两下肢动脉，~~右下肢~~ 右下肢体出现缺血症状之后，发作两小腿、足背部、足掌部游走性血栓性浅静脉炎。在十二年的发病过程中，间断反复发作两下肢游走性血栓性浅静脉炎，随之两下肢缺血症状加重。证明肢体动脉和静脉病变处于发展阶段，病情不稳定，逐渐发展加重。发病四年后，又遍及两上肢动脉各累发病。最后左足趾和右足趾发生溃烂。

讨论

血栓闭塞性脉管炎为动脉和静脉同时受累的全身性血管疾病，主要侵犯四肢中、小血管，特别是下肢血管。病理变化主要是非化脓性全层血管炎症，急性期为急性动脉炎及动脉周围炎，急性静脉炎及静脉周围炎。

认识这种病理变化，对理解血栓闭塞性脉管炎同时发生游走性血栓性浅静脉炎甚为重要。~~虽然血栓闭塞性脉管炎同时发生游走性血栓性浅静脉炎并不少见~~，而临床工作中只重视侵犯肢体动脉，却常忽视发生游走性血栓性浅静脉炎这个具有诊断意义的临床特征。目前，对血栓闭塞性脉管炎发生游走性血栓性浅静脉炎，尚未见到专题研究报道，但在有关文献中已有论述。作者1969年报告

221例血栓闭塞性脉管炎和1986年以活血化瘀法报告治疗144例血栓闭塞性脉管炎，发生游走性血栓性浅静脉炎占31.6%和45.83%。顾亚夫两次复诊血栓闭塞性脉管炎病人中，合并游走性血栓性浅静脉炎占55.83%和58.33%。说明血栓闭塞性脉管炎发生游走性血栓性浅静脉炎比较常见，应重视注意这个具有诊断意义的临床特征。因此，临床上询问病史和检查时，应注意游走性血栓性浅静脉炎持续发作的时间、部位和规律，认真加以总结和研究。

本组血栓闭塞性脉管炎二组病人，全部为青壮年男性，而且大多数有长期吸烟嗜好。这些病例中，发作游走性血栓性浅静脉炎的类型有：

1. 以游走性血栓性浅静脉炎为开端，首先侵犯胫侧静脉，发作游走性血栓性浅静脉

- 106 -

炎，常间断五至发作数月、数年或10多年之后，才累及肢体动脉，出现肢体缺血征象。本组23例病人中，有13例（56.52%）在发生动脉病变之前，首先发作游走性血栓性浅静脉炎。顾亚夫报告的血栓闭塞性脉管炎病人中，有24例游走性血栓性浅静脉炎发生在动脉病变之前。Ratschow 指出：约有半数血栓闭塞性脉管炎病人以游走性血栓性浅静脉炎为开端，约有10%病人单纯表现为游走性血栓性浅静脉炎之病程。因此，如缺乏临床经验，就很容易误诊为一般的血栓性浅静脉炎、风湿性结节性红斑等疾病。可以得出这样的临床经验：一个青壮年男性，有长期吸烟嗜好，在肢体反复发作游走性血栓性浅静脉炎，持续多年而尚未累及肢体动脉者，也要考虑到血栓闭塞性脉管炎，给予早期诊断和早期中西医结合治疗，以控制病情发展加重。

2. 血栓闭塞性脉管炎侵犯肢体动脉的早期，当出现肢体缺血征象后不久，即去患肢发作游走性血栓性浅静脉炎，可间断或持续发作几个月或数年后才停止发作。在发病的早期，肢体动脉和静脉同时受累发病。由于游走性血栓性浅静脉炎是血栓闭塞性脉管炎肢体缺血时的早期临床表现，因此临床上不容易误诊。

3. 血栓闭塞性脉管炎侵犯肢体动脉之后，在疾病演变过程中间，常发生游走性血栓性浅静脉炎，呈间歇性持续性反复发作，证明肢体动脉和静脉病变处于发展阶段，在病情稳定后也可有急性发作，具有周期性发作的特点。可以认为：凡是反复发作游走性血栓性浅静脉炎，常是病情发展加重，应加以注意，并积极进行治疗。

4. 血栓闭塞性脉管炎侵犯肢体动脉之后，发生肢体血液循环障碍。在发病的后期，才累及肢体静脉，发作游走性血栓性浅静脉炎，说明病性并不稳定。

游走性血栓性浅静脉炎的发生部位：主要侵犯肢体中、小浅静脉，特别是下肢浅静脉，以小腿浅静脉和足背部浅静脉为最多见，发生于大腿和上肢者很少见。本组一些病人，发生于小腿足背部者16例，而且多为两侧下肢浅静脉发病；发生于小腿及股部（大隐静脉）6例；发生于两下肢和两上肢者仅有1

例。在肢体的浅静脉部位，皮肤上可见到发红的结节、斑块和硬索条状肿物，灼热，疼痛，发生静脉周围炎时，常有大片皮肤充血反应。这些血栓性浅静脉炎，具有间歇性、游走性反复发作的特点，当一处浅静脉炎症消退时，肢体其他部位的浅静脉或同一条静脉的其他部位又发作炎症病变。（病人可有发热、但很少全身反应。）当浅静脉炎症消退后，皮肤上可暂时遗留色素沉着和硬索条状肿物。血栓性浅静脉炎可发生溃破、坏死引起肢体坏疽，然而却很罕见。本组1例病人，因为腿及足背都于注发作（游走性）血栓性浅静脉炎因溃破感染，施行股部截肢手术。

　　游走性血栓性浅静脉炎属于祖国医学的"脉痹"、"腘痛"范围。《诸病源候论》"腘痛候"谓："腘痛者……入于肌肉勤脉，抟聚所成也。其状赤脉起如编绳，急痛状热……"。《外台秘要》谓："腨疾喜著四肢，其状赤脉起如编绳，急痛状热。其发于脚者……赤如编绳，谓之腨病也。" ~~莽排萝小萝薄萝草法萝~~ 是由于湿热蕴结，瘀阻脉结所致。治宜清热利湿、活血通络，内服四妙勇安汤加味，并配合服用四虫片~~或活血通脉片~~治疗，颇有疗效。如同时应用鲜毒汁苏或硝硼洗药熏洗患患处，或局部外敷大青膏、芙蓉膏，则可促进炎症吸收消退，疗效更为显著。也可用马黄酊（马钱子打碎、黄连各30克，用75%酒精300毫升浸泡3~5天，密封备用）外涂患处，有显著的消炎止痛作用。

中西医结合治疗闭塞性动脉硬化的几个问题

尚德俊 著

山东中医学院附属医院

1986年2月

闭塞性动脉硬化是常见的周围血管疾病之一，由于动脉内膜粥样改变，而使肢体动脉闭塞，引起肢体缺血，严重时了发生肢体坏疽。近年来，随着人类长寿，我国人民生活水平提高和饮食结构的变化，此病日益增多，受到人们的重视。现根据临床实践经验，对中西医结合治疗的有关问题进行讨论，便于开展研究和加强防治工作。

一、辨病与辨证相结合

闭塞性动脉硬化属于祖国医学"脱疽"（脱骨疗）范围，为血瘀症疾病之一。这里以肢体坏疽的特征来定名的。然而"脱疽"却包括有许多疾病，诊断不够明确。中西医结合治疗的重要问题，首先要明确诊。现代医学的详细询问病史、全面体格检查，以及结合实验室、特殊检查所得出的客观证据，对"病"作出正确的诊断，才能使辨证论治具有针对性，更地地掌择治疗效果。所以，中西医结合治疗时，在明确现代医学诊断之后，再按中医辨证论治进行治疗，便于寻据中医辨证论治规律和中西医结合治疗经验。这就要求既要重视中医的"证"，又不忽视现代医学的"病"。闭塞性动脉硬化是老年性动脉退行性疾病（非炎症性），是由于高脂血症的刺激，使内皮细胞损伤（血管），并引起动脉壁通透性增高，使血液中脂质从内膜渗漏，并沉积于内膜空隙中。而高血压可以使动脉壁伸延、扩张，因而使内皮细胞断裂或间隙扩大，引起血脂内漏。高血压和血液流动时所产生的应力作用，使内皮细胞变形、肿胀和糜烂，血小板聚集，形成血栓，因此在动脉分叉处容易发生粥样斑块，引起出血、坏死、溃疡、血栓形成和钙化，最后导致动脉狭窄和闭塞，发生肢体血液循环障碍和坏疽。了解闭塞性动脉硬化这个"病"及其血瘀共性，对临床诊断和治疗甚为重要。由于闭塞性动脉硬化的演变过程和发展阶段不同，"证"也不同，可以出现阻塞证、血瘀证、湿热证和热毒证等，因此治疗法则和方药也就不同。这就是祖国医学的"同病异治"，也是从闭塞性动脉硬化一个病入手，以病串证，因此，中西医结合治疗，既要重视改善肢体血液循环障碍这个"病"的血瘀共性，又要注意不该"证"的个性。遵循中医辨证论治规律。

明确现代医学诊断与中医辨证相结合，取长补短，将中医疗法与西医疗法相结合，互相补正，合理应用，以提高临床疗效。

二、诊断和鉴别诊断

临床诊断闭塞性动脉硬化症，应注意其疾病演变的过程和发病规律，以及促使疾病发展加重的因素等。~~至于从~~病因、病理和临床表现~~大多~~(特点)，~~此病~~与血栓闭塞性脉管炎显然不同，不应当把此病误诊为血栓闭塞性脉管炎，注称为脉管炎。临床诊断时，除注意(闭塞性动脉硬化)肢体缺血症状和体征之外，应重视其临床表现特点[1]：(1) 年龄多在40岁以上；(2) 常累及大、中型动脉（主(髂)动脉、股(腘)动脉等），下肢病变重，上肢病变轻；(3) 常(并发)有高血压病、冠心病、糖尿病和脑血管(疾)病等；(常有高脂血症，)(4) 血胆固醇增高，血甘油三脂、β脂蛋白增高；(5) 在动脉病变部位可(听到)血管杂音；(6) 四肢动脉、颞浅动脉弦硬，呈扭曲状或波浪状；(6) 眼底

（闭塞性动脉硬化是一个独立疾病。）

- 116 -

检查有视网膜动脉硬化；(7) X 线检查可见主动脉迂曲突出纡曲，左心室扩大；主动脉、冠状动脉壁内有钙化斑块；(8) 心电图检查可有冠状动脉供血不足、心律失常、陈旧性心肌梗塞等；(9) 脑血流、肢体血流图显示动脉弹性消失或不明显。临床●工作中，~~如能~~掌握（并~~如~~~~如按~~认真检查和仔细拍触肢体动脉搏动情况）这些临床表现特点，诊断闭塞性动脉硬化并不困难。

临床上还应注意闭塞性动脉硬化的阻塞类型：(1) 慢性阻塞，肢体缺血症状逐渐加重，（最后发生肢体坏死）；(2) 在慢性阻塞和动脉高度狭窄闭塞基础上，又有新的血栓形成，出现肢体急性缺血症状或坏死；(3) 过去"从无肢体缺血表现"，在动脉粥样斑块上形成急性血栓，发生急性栓塞，~~也~~~~未曾~~突然发生肢体缺血和坏死[2]。这实际上是在动脉粥样硬化病变的基础上，突然发生肢体急性动脉血栓形成，是截肢和死亡的主要原因，应该特别重视和积极抢治疗。

临床诊断时，一般应用三期3级的分类方法：第一期（局部缺血期），为早期肢体缺血表现；第二期（营养障碍期），肢体缺血症状加重，并出现皮肤、趾甲、肌肉营养障碍证表；第三期（坏死期），肢体出现坏疽。1级：坏疽局限在趾部；2级：坏疽扩延到趾跖关节；3级：坏疽扩展至踝关节或踝关节以上者。对一期、二期病人，中西医结合治疗效果满意，三期2级病人有截肢可能，三期3级病人，一般需要施行股部高位截肢手术。如果肢体动脉狭窄或闭塞，肢体血运差，当发生肢体坏疽时，所以，肢部截肢常不可避免。

闭塞性动脉硬化病人的早期诊断、早期治疗

（以促进动脉粥样硬化斑块消散吸收，）

（以控制病情发展，防止发生肢体坏疽。）

甚为重要，~~不应忽视和延误治疗时机~~

　　临床诊断闭塞性动脉硬化时，应注意与血栓闭塞性脉管炎、肢端动脉痉挛病（雷诺氏病）、~~脏体~~动脉栓塞、大动脉炎、红斑性肢痛症、末~~稍~~梢神经炎等疾病相鉴别。（中须强调的是，）详细询问病史，认真体检，并结合有关~~的~~辅助检查，进行仔细客观分析，这是最基本、最重要的诊断和鉴别诊断方法。临床上 ~~发生~~不应有 ~~误诊~~的，往往与忽视这些方面有关。

　　三、辨证分型与治疗

（闭塞性动脉硬化的）

　　~~中西医~~结合治疗，以中医辨证论治为主，同时使用西医有效疗法，~~是~~取得显著 ~~~~疗效的关键。

（此病的）

　　目前，中医辨证分型尚未统一，还未~~求~~找出中医辨证论治规律。~~根据~~现以中医理论和临床分期~~一~~，结合临床实践经验，提出中医辨证分型为：

1. 阴寒型：肢体明显发凉，冰冷，呈苍白色，舌苔薄白质淡，脉弦细或沉迟。为寒凝血瘀，宜温通活血，内服阳和汤加味：熟地、炙黄芪、鸡血藤各30克，党参、当归、干姜、赤芍、怀牛膝各15克，肉桂、白芥子、熟附子、炙甘草、鹿角霜（冲）各10克，地龙12克，麻黄6克。水煎服。

2. 血瘀型：肢体发凉怕冷，麻木，疼痛，肢端或肢体有瘀斑，或呈紫红色，舌有瘀点或舌质绛，脉弦涩。为气滞血瘀，宜益气活血，活血通脉佐或内服丹参通脉汤：丹参、赤芍、当归、黄芪、鸡血藤、寮刁生各30克，黄芪、郁金、川芎、川牛膝各15克。水煎服。

3. 湿热型：肢体轻度坏疽，红肿疼痛，舌苔白腻或黄腻，脉滑数或弦数。为寒凝郁久化热初期阶段，湿热蕴结，宜清热利湿、活血化瘀，内服四妙勇安汤加味：金银花、元参各30克，当归、赤芍、川牛膝各15克，黄柏、黄芩、山栀、连翘、苍术、防己、紫草、生甘草各10克，红花、木通各6克。水煎服。

4. 热毒型：肢体严重坏疽继发感染，红肿热痛，高热，神志模糊，谵语，舌苔黄燥或有黑苔，脉弦数或洪数。为寒凝郁久化热炽盛阶段，热毒炽盛，宜清热解毒、活血化瘀，内服四妙活血汤：金银花、蒲公英、地丁各30克，元参、当归、黄芪、生地、丹参各15克，牛膝、连翘、漏芦、防己各12克，黄芪、黄柏、贯众、红花各10克，乳香、没药各3克。水煎服。

　　在临床治疗中，均可同时兼服四虫片、由于肢体血液循环障碍和血液高凝状态，还可应用654-2注射液、复蛇抗栓酶注射液、活血通脉片、通脉灵、人参或回白芍丹参注射液舒脉酒；静脉滴注[3]，以提高疗效。

　　现以临床分期和辨证分型为基础，提出中西医结合治疗原则是：

　　(1) 改善血液循环，控制病情发展。此病是慢性动脉闭塞性疾病，是全身动脉粥样硬化在肢体的表现，主要是由于肢体动脉粥样斑块形成，主要是动脉内膜脂质粥样斑块沉积、增生，血栓形成，发生动脉狭窄和闭塞，引起肢体血液循环障碍，表现为明显的气血瘀滞。因此，在发病早期（一、二期），中西医结合治疗，应以益气活血法为主治疗，以及使用扩张血管药物、降血脂药物、低分子右旋糖酐静脉滴注等，以扩张血管，缓解血管痉挛，促进侧支循环建立，改善肢体血液循环~~和微循环~~；并可降低血脂、纤维蛋白原含量，从而降低血液粘稠度，防止和清除动脉粥样斑块的形成与发展[4,5]。

(2)清热消炎，控制坏疽感染。当肢体发生坏疽继发感染时，中西医结合治疗，以清热解毒法为主，佐以滋阴、凉血、活血法治疗，以及选用有效抗生素治疗，病情严重者，输液输血等，改善病人全身状况，以控制肢体坏疽继发感染，~~使其稳定而限于~~使感染坏疽停止发展。

由于闭塞性动脉粥硬化为血瘀症，瘀阻为重，气行则血行，气滞则血瘀，血瘀时气必滞，所以活血化瘀法为重要的治疗法则，应贯穿在整个治疗过程中。

此外，对并发高血压病、冠心病、脑血管病和糖尿病等，应积极治疗，密切观察病情变化。

四、手术处理问题

1. 肢体坏疽的局部处理

闭塞性动脉硬化发生肢体坏疽时，坏疽的局部处理甚为重要，应慎重考虑。肢体轻度的局限性坏疽，经过中西医结合治疗，当患肢血液循环改善，一般能自行脱落愈合，可以不施行手术处理。中西医结合辨证施治整体治疗，能够改善肢体血液循环，而使肢体坏疽局限稳定，炎症消退，为手术局部处理创造了有利条件，此时手术是可以成功的。常用的手术处理方法有：(1)单纯坏死组织切除术：当肢体坏疽停止发展，局部感染已经控制，形成明显的分界线时，可施行手术切除一切坏死组织，促进创口顺利愈合。

(2)趾部分切除缝合术：适用于趾端局限性坏

坏和难以愈合的溃疡，患肢血运改善，炎症消退者。在坏疽近端健康趾部切除坏趾，全层缝合，创口内放置细窄橡皮条引流，包扎。术后10天拆线，创口多能一期愈合。闭塞性动脉硬化病人多为中年、老年人，组织修复和愈合能力较差，在患肢血运未改善，肢体坏疽感染未控制的情况下，而施行拔甲术或半趾切除术（坏死组织切除术）则往往失败，促使肢体坏疽感染扩展加重，甚至被迫再次施行股部高位截肢，此为血栓闭塞性脉管炎肢体坏疽的局部处理显然不同，临床上应引起注意。闭塞性动脉硬化和糖尿病坏疽，老年身体虚弱的病人，以及有骨筋疼痛者，可让足趾坏疽自行脱落愈合。缺血性自家切除——坏疽自行脱落的效果，并不比外科手术切除为差。

2. 截肢手术

肢体严重坏疽继发感染，扩展至踝部（三期2～3级），经中西医结合治疗无效，或小腿，则应施行截肢手术。由于闭塞性动脉硬化~~主要~~常累及肢体的大、中型动脉，患肢多有严重缺血，同时常有 ~~并发症~~ 心、脑、肾等并发症，全身情况较差，因此对肢体严重坏疽的病人，一般应施行股部高位截肢，以使创口顺利愈合。此点与血栓闭塞性脉管炎肢体坏疽截肢显然不同，必须加以注意。如病人全身衰竭，浮肿，有严重心脑血管疾病、肺心病，以及糖尿病未能控制者，均不宜施行手术。但应积极内科治疗，做 ~~四~~ 手术前准备，掌握时机，争取 ~~及~~ 时施行截肢术，以挽救病人生命。

此外，对治疗无效 ~~者~~ 具有手术指征者，还可施行动脉旁路移植术、血栓内膜剥除术等，以恢复肢体血流。

在中西医结合辨证论治整体治疗的基础上，与有效的手术相结合，以形成我国中西医结

合治疗闭塞性动脉硬化的新经验，是值得今

后研究的重要问题。

参考文献

1. 尚德俊：中西医结合治疗闭塞性动脉硬化

    笔谈，诊断和鉴别诊断，山东医药1985；5：29。

2. 王嘉桂等：肢体闭塞性动脉硬化症的临床

    特点，山东医药 1984；5：4。

3. 尚德俊：中西医结合治疗血栓闭塞性脉管

    炎，山东科学技术出版社，1983。

4. 王书桂：益气活血法治疗肢体动脉硬化性

    闭塞症的临床观察，山东中医杂志1984；4：18。

5. 尚德俊：活血化瘀法在周围血管疾病的应

    用，山东中医学院学报 1980；4：52。

肢体动脉闭塞及其转归问题

　　我国对肢体动脉闭塞[性疾病]的认识，最早起源于《内经》，称为"脉痹"。至汉代华佗的《神医秘传》和南北朝时代我国最早的外科学专著——龚庆宣的《刘涓子鬼遗方》，才对"脉痹"加以认定。这是指肢体动脉闭塞而发生肢体坏疽的典型描述，并提出了内服药物疗法、外治疗法和手术处理方法。现代医学认识肢体动脉闭塞性疾病是从血栓闭塞性脉管炎开始的，至今已有近110多年的历史。我国从50年代开始，首先对血栓闭塞性脉管炎进行临床研究，以后逐渐发展到对肢体动脉闭塞性疾病的研究。近年来，中西医结合治疗周围血管疾病研究取得新的进展，然而对肢体动脉闭塞性疾病及其转

归问题仍缺乏足够的了解，临床中的错误判断
和~~贫婪~~延误正确治疗时有发生，因此对这些问题（很有必要）~~如~~进行讨论，以提高肢体动脉闭塞性疼痛的诊断和
治疗水平。

一、肢体动脉闭塞的常见原因

1. 血栓闭塞性脉管炎：这是肢体动脉闭塞（狭窄和）（主要是非化脓性全层血管炎症，急性期为急性动脉炎和急性静脉炎。）
~~性疼痛~~的常见原因。绝大多数为青壮年（20~40岁）
男性，女性很罕见；有长期严重吸烟嗜好；主
要侵犯四肢中、小动脉（正常、腘后、胫、趾动脉和桡、尺、掌、指动脉），以下肢最多见，单独发
生在上肢者很罕见；有30~60%病人发作出游走
性血栓性浅静脉炎。发病时首先由单侧下肢开
始，常从足趾端起，以后可渐次累及其他肢体，
发生腘、股、髂动脉和肱动脉闭塞，具有周期
性发作的特点。临床上见到，有的病人多年病
情稳定，在肢体慢性缺血和肢体动脉高度狭窄

- 129 -

的基础上发生急性动脉血栓形成，突然症状加剧，引起肢体广泛严重坏疽。有的病人常以游走性血栓性浅静脉炎为开端，首先侵犯肢体静脉，间断反复发作数月、数年或十多年之后，才累及肢体动脉，出现肢体缺血证象。临床诊断时应加以注意。

2. 闭塞性动脉硬化：为全身性动脉粥样硬化在肢体局部的表现，是一个独立的 ~~疾病~~ 肢体动脉闭塞性，有其临床表现特点，不应当把此病误诊为血栓闭塞性脉管炎。绝大多数发生在45～50岁以后，男性多于女性；常同时伴有高血压病、冠心病、高血脂症、糖尿病和脑血管病等；主要侵犯腹主动脉下端和髂、股动脉（大、中动脉），引起动脉狭窄和闭塞，常累及四肢，下肢病变重，上肢病变轻；在动脉病变部位可听到血管杂音。四肢动脉和颞浅动脉多有硬化、扭曲，呈迂迥状。肢体动脉闭塞的类型有：①慢性闭塞，肢体缺血症状逐渐加重；②在慢性闭塞和肢体动脉高度（度）狭窄的基础上，又有新的血栓形成；③过去"从无肢体缺血表现"（实际早已存在动脉粥样病变），突然发生肢体缺血或坏疽。后两种类型，是在动脉粥样硬化病变的基础上，突然发生肢体急性动脉血栓形成，病情严重，是截肢和死亡的主要原因。

突然出现肢体严重缺血或坏疽

1)临床诊断肢体动脉闭塞性疾病，

值得注意的点有：近年来闭塞性动脉硬化的

(1)

病人日渐增多，

发病年龄有提早趋势，临床上见到40岁左右的病人，肢体出现明显的缺血表现。

(2)血栓闭塞性脉管炎和闭塞性动脉硬化发

细

病时，常首先犯趾部或手部的小动脉，发生

趾蹠动脉、指掌动脉或掌弓动脉闭塞，出现单个足趾（手指）、2个足趾（手指）或全足趾缺血表现（~~发病~~），趾（指）发凉怕冷，呈苍白色或青紫色，但足部动脉和手腕（胫体）动脉搏动良好。因此，足趾或手指有缺血表现，而足背、胫后动脉或桡、尺动脉搏动良好时，不能立否定肢体动脉闭塞性疾病。

　　(3)血栓闭塞性脉管炎，尤其是闭塞性动脉粥样硬化，在发病过程中，突然发生肢体急性动脉血栓形成并非少见，应急救处理（积极中西医结合治疗）。

(4)在进行肢体动脉检查时，应考虑到肢体动脉解剖部位异常：桡动脉搏动消失而在肘背部形成"反关脉"或"斜飞脉"；单侧或双侧足背脉动、胫后动脉搏动消失。因此，临床上如无肢体缺血征象，不能以肢体动脉搏动消失作为诊断肢体动脉闭塞性疾病的依据。

　　3.大动脉炎：是一种非特异性（慢性）动脉炎症疾病，也是肢体动脉闭塞的常见原因。发病多为青少年（30岁前）女性；主要侵犯头臂动脉、降主动脉、腹主动脉、肾动脉等，发生上肢动

脉和下肢动脉闭塞；在急性活动期，常有低热 ~~挟拿式~~
出汗、贫血~~和~~关节痛等 ~~和血沉加快~~ ；在动脉病变部位可听
到血管杂音。由于病痛发展缓慢 ~~肢体动脉闭塞~~ ，肢体逐渐建
立有效的侧支循环，可 ~~出现~~ 有肢体缺血表现，但很
少 发生肢体坏疽。

4. 糖尿病性坏疽：患者有多年糖尿病史，
常伴有闭塞性动脉硬化及其并发症，发生下肢
动脉和上肢动脉闭塞，肢体缺血 ~~明显严重~~ ，下肢坏
疽 ~~发展迅速~~ ，多呈湿性坏疽，病性严重。
~~继发感染严重~~
~~广泛~~

5. 肢体动脉栓塞：~~有~~患有严重心脏病史，风心
病房颤、冠心病、心内膜炎、动脉硬化等，在
左心房或左心室形成附壁血栓，栓子脱落进入
体循环而发生肢体动脉栓塞。常见有股、腘动

栓塞和腕、脉动脉栓塞，发病急骤，肢体突然剧痛、厥冷、麻木，感觉过敏，活动障碍，皮肤苍白和出现紫斑，栓塞平面以下动脉搏动消失。多累及一个肢体，多个肢体栓塞者很罕见。发生肢体缺血或坏疽的程度，以栓塞部位、栓子大小而定。

6.雷诺氏病：是血管神经功能障碍性疾病 <u>而引起的肢端动脉痉挛病</u>多见于青壮年女性，男性少见。两手对称性发痛，下肢少见。常呈间歇性发作两手苍白、紫绀潮红，发作过后恢复正常。至后期，由于指（趾）动脉长期反复痉挛，发生指（趾）动脉闭塞，出现指（趾）营养障碍改变，或指（趾）端局限性溃疡或坏疽。

7. 其他：如紫风湿性动脉炎、硬皮病性动脉炎、白塞氏病动脉炎等也可引起肢体动脉闭塞。（肢体动脉闭塞性疾痛）

综上所述，引起肢体动脉闭塞的疾痛较多，临床上应注意鉴别。不应当把"脱疽"当作血栓闭塞性脉管炎，或把肢体动脉闭塞性疾疾痛都称为"脉管炎"，更不能以"脉管炎"("脱疽")、包括所有周围血管疾痛。造成这种误诊、误治的混乱现象，尤其在小铃医生和周围血管病专科医生身上，实在难以容许"咎报的后果！

二、肢体动脉闭塞的血瘀临床特征 表现

祖国医学关于血瘀的含义比较广泛，凡是由于血脉瘀滞、气滞血瘀、气血失调等引起的各种疾痛，都称为血瘀症。肢体动脉闭塞性疾痛的发病原因、发病机理和病理变化有所不同，但都存在血瘀特性——血瘀症 疾痛，发生血液 实际是 疾痛循环障碍和微循环障碍，表现为瘀血、缺血、瘀斑、肿胀、粥样斑块、血栓形成、血管狭窄或闭塞等，甚至出现溃疡或坏疽。肢体动脉闭塞性疼痛的血瘀临床表现有：

1. 肢体疼痛：肢体动脉狭窄或闭塞，引起肢体缺血、瘀血、缺氧，故常出现肢体疼痛。肢体固定性胀痛或剧痛难忍为其特点。患趾(指)固定性持续性疼痛不易缓解，证明肢体缺血(瘀阻)严重，常是先坏趾(指)坏疽的先兆，或者预示着坏疽扩展加重。

2. 肢体紫绀：由于肢体缺血、瘀血、缺氧，常可见肢体紫绀，呈紫红色或青紫色，或肢端出现肢体皮肤瘀血和瘀斑，证明肢体缺血比较重。血瘀加重时，瘀斑扩展呈大片状，或肢体呈青黑色，为肢体严重血液循环障碍，可发生溃疡和

- 136 -

坏疽。

3.肢体结节、红斑：血栓闭塞性脉管炎、白塞氏病等，由于湿热下注和瘀阻脉管络，并发游走性血栓性浅静脉炎，肢体出现发红痛性结节、红斑或索状物，灼热，压痛。

4.肢体营养障碍：由于（慢性）肢体缺血、血瘀加重时，可出现肢体营养障碍改变，如肌肉萎缩，皮肤脱甲干燥、脱屑，指（趾）甲干厚、脆硬，趾背、足背和小腿汗毛脱落，足部或手部肌组萎缩（干缩）。这种"肌肤甲错"表现，说明肢体动脉闭塞后,引起血流循环障碍（血瘀）比较明显。

5.溃疡和坏疽：肢体动脉闭塞后，因肢体严重血液循环障碍（瘀阻），常发生溃疡和或坏疽。肢体坏疽继发感染，可有不同程度的全身发热（瘀血发热）。

6.舌苔与脉象：肢体动脉闭塞性疾病，常

有舌质红绛、紫暗、青紫，或有瘀点、瘀斑，同时舌下静脉曲胀瘀滞。这是全身血液循环障碍和微循环障碍的一种表现，是(详述)血瘀症的一个重要依据。舌质的变化对判断肢体动脉闭塞性疾(血瘀症)痛的轻重很有价值。脉象多沉涩、沉迟、脉涩,(或濡缓代脉肢体动脉搏动减弱或消失。

    7. 微循环障碍：肢体动脉闭塞性疾病，常有甲皱微血管畸形、狭窄、闭塞，血细胞聚集血瘀症舌质的变化多有甲襞微循环异常。微循环障碍的轻重与病情轻重是一致的。微血流缓慢、瘀滞，有渗出、出血等。

    8. 血液流变学改变：肢体动脉闭塞性疾病，常有血液流变性异常和血液粘度增高，红细胞血小板聚集和凝结，以及血液成分改变，引起血液循环障碍和微循环障碍。血液流变学改变与肢体动脉闭塞性疾(血瘀症)痛的病程早晚、病情轻重有关，病人的血液粘度愈高，血液流动性愈差，而患肢血液循环障碍和组织缺血缺氧也愈严重。

- 138 -

因此，由于肢体动脉闭塞性疾病是血瘀症疾病，根据"异病同治"的理论和气血相关学说，都可以应用中西医结合辨证论治活血化瘀整体疗法，以祛除瘀血，流通血脉，改善血液流变性和血液粘度异常，纠正肢体血液循环障碍和微循环障碍，使疾病好转或治愈。

活血化瘀疗法是祖国医学治疗血瘀症的一种独特的有效疗法，具有活血化瘀、通络止痛诸多整体疗法作用，目前已成为治疗肢体动脉闭塞性疾病的重要疗法。

三、肢体动脉闭塞转归的影响因素

临床中西医结合治疗肢体动脉闭塞性疾病时，要注意的重要问题有：①明确诊断；②及时、正确治疗；③影响其转归的因素。由于各种肢体动脉闭塞性疾病的发病机理、病理生理及解剖 和病理解剖的 不同，要全面阐述肢体动脉闭塞后影响其转归的因素并不容易，现报据临床实践 经验，动为简要归结如下。

1. 全身情况和并发症的影响：患者的全身情况好坏，以及肢体动脉闭塞前后的并发症对其转归有重要影响。当患者身体衰弱，有严重冠心病、肺心病、脑血管病、高血压病和糖尿病等等并发症，转归和预后不良。因此，改善患者全身情况，对肢体动脉闭塞疾病 性 并发症的 及其 治疗 有着 都有重要。

肢体动脉高位闭塞或低位闭塞及其范围而影响其转归不同。
2. 动脉闭塞的部位和范围的影响：肢体小动脉闭塞，闭塞范围小，肢体缺血轻，很少发 转归好 生坏疽；肢体大动脉（髂、股、腘、胫、肱动 中 脉）闭塞，闭塞范围广泛，肢体缺血严重，常

- 140 -

发生坏疽，甚至严重坏疽继发感染，转归差。肢体单个动脉闭塞要比肢体全部动脉闭塞缺血轻、转归好，~~很少~~ 一般不会 发生肢体坏疽。

3.肢体动脉侧支血管的影响：肢体动脉闭塞性疾痛~~发病过程~~，如果是进行性缓慢狭窄、闭塞，肢体动脉有足够的时间建立丰富的侧支循环，则肢体缺血轻，很少发生肢体坏疽，转归好。突然肢体动脉闭塞栓塞，没有建立侧支循环，则肢体缺血严重，可以发生严重肢体坏疽，转归和预后差，截肢率和死亡率都比较高。~~因此~~所以，中西医结合治疗肢体动脉闭塞性疾病，在积极促进患肢侧支循环的建立，改善患肢血液循环，以减少和防止肢体坏疽，提高疗效。当肢体动脉闭塞后，要使动脉复通很难，主要是通过建立侧支循环而取得疗效。

4. 自我防护的影响：病人的自我防护，对肢体动脉闭塞性疾病的转归有很大影响，但这个普通而言手功问题，靠病人的重视。在采取中西医结合辨证论治整体疗时，病人的自我防护主要有：①坚决彻底终身戒烟；②防寒保暖，避免寒凉；③保护肢体，防止外伤感染。凡是病人不听从劝告，不注意自我防护要求者，往往使病情加重，或使旧病复发，逐年加重，最终发生肢体溃烂坏疽，甚至施行截肢，危及生命。

5 4. 早期诊断、早期治疗的影响：对肢体动脉闭塞性疾病的早期诊断、早期治疗对其转归的影响具有~~重要~~ 重要关键 作用。应重视 ~~重视~~ 要发挥 中西医结合辨证论治~~越早转归越好，治疗越晚转归越差。~~

治治血化瘀整体疗法：① 改善血液循环。应用 对稳定期病人， 中西医结合各种治疗方法，以补气养血法、活

- 142 -

血化瘀法和温经散寒法相结合为主治疗，以缓解血管痉挛，促进肢体侧支血管建立，从而改善肢体血液循环。②控制病情发展。对急性活动进展期病人，中西医结合治疗，以清热解毒、活血化瘀和镇痉通络法（虫类药物）相结合为主治疗，以及使用抗血小板剂、抗凝剂、纤溶剂、肾上腺皮质激素等，以消除血管炎症，降低血液的粘滞程度，增强和调整机体的免疫功能，以控制病变活动和病性发展。③控制坏死感染。对肢体坏疽继发感染病人，中西医结合治疗，以清热解毒法为主，佐以养阴、凉血、活血法治疗，以及选用有效抗生素、糖皮质激素类，输液输血等，及时切除坏死组织，以控制肢体坏死继发感染，和增强机体的抗病能力。中西医结合辨证论治活血化瘀整体疗法与有效的手术相结合，可以互相取长补短，缩短疗程，提高疗效，防止复发。

药物动脉注射疗法

我国从50年代开始，应用药物动脉注射疗法治疗慢性动脉闭塞性疾病。1956年，孙衍庆等应用硫酸镁股动脉注射治疗血栓闭塞性脉管炎。1975年，孙希龙等应用CO_2股动脉注射治疗血栓闭塞性脉管炎，具有扩张血管，改善肢体血液循环和促进创口愈合作用。1981年，陈自权应用药物股动脉注射治疗血栓闭塞性脉管炎、糖尿病坏疽取得效果以来，药物动脉注射治疗周围血管疾病受到重视和普遍应用，成为重要的治疗方法。1989年，马新普、杜丽萍等应用药物股动脉注射治疗血栓闭塞性脉管炎、闭塞性动脉硬化症、糖尿病坏疽和雷诺氏病等疾病取得成效。药物动脉注射治疗慢性动脉闭塞性疾病，从患肢股动脉注射药物，可以增加肢体血液内的药物浓度，更能发挥药物的治疗作用，促进侧支血管形成，更有效地改善肢体血液循环，见效快，疗效好。还根据病情，选用不同的药物治疗。临床上，以中西医结合辨证论治整体疗法，配合其他治疗方法，则可以提高疗效。

　　药物动脉注射方法　最常用的是上肢取肱动脉注射，下肢取股动脉注射。药物股动脉注射方法是：患者取平卧位，下肢伸直、外展。于腹股沟韧带下方，股三角区，和术者左手指，用2.5%碘酒、75%酒精常施消毒。以左手指扣触股动脉搏动最明显处，左手食、中指固定皮肤、股动脉，术者右手持盛药品的注射器，快速穿透皮肤、针刺达股动脉壁，再快速穿入股动脉，即见有鲜红色血液涌入针筒内，左手固定针头，再快速注入药液后，快速拔针，用消毒布压迫针孔 15 分钟，以无菌纱布覆盖，胶布固定。还有应用持续股动脉插管注射疗法。应注意避免将药液注入股静脉内。

药物动脉注射注意事项　股动脉注射过程中，应严格无菌操作，防止发生感染。药物注射完毕拔针后，要注意压迫好针孔，防止出血或形成皮下血肿。反复多次肢体动脉注射无疑对动脉壁是一种损伤，容易形成动脉壁结节、
（血栓形成（瘀血），）
瘢痕、影响肢体血流。因此，药物动脉注射疗法可作为短期阶段性应用，不宜长期久用。谭
沁瘟据出，药物动脉注射疗程，一般不超过10天为宜。（常用的）
据合
现把一握着者临床实践，将把物动脉注射疗
动脉注射
法加以简要总结。

一、川芎嗪动脉注射疗法

（一）药物剂量与疗程

5%葡萄糖溶液 20 ml

川芎嗪 40mg

（或丹参注射液 4ml）

654-Ⅱ 10mg

患肢股动脉注射，隔日1次，15～30次为1疗程。

（二）治疗机理

川芎为活血类活血化瘀要药，具有活血、行血、养血、通瘀作用。能够缓解血管平滑肌痉挛，扩张血管，抗凝，抑制血栓形成，改善肢体血液循环（详见药物静脉注射疗法）。

（三）适应症

适用于闭塞性动脉硬化症、血栓闭塞性脉管炎等疾病。

（四）禁忌症（详见药物静脉注射疗法）

（五）注意事项（详见药物静脉注射疗法）

二、妥拉苏林动脉注射疗法

(一) 药物剂量与疗程

0.5～1.0% 普鲁卡因 20 ml

妥拉苏林 25 mg

654 - Ⅱ 10 mg

患肢股动脉或胫动脉注射，每日或隔日注射 1 次，30 次为一疗程。

(二) 治疗机理

（具有交感神经阻滞作用）
普鲁卡因可以阻断神经冲动、传导，能够
（但单独应用效果不显著，若与其他注射液混合注射应用，则提高疗效。）
解除血管痉挛，扩张血管，并有止痛作用。妥拉苏林为 α 受体阻滞剂，可以扩张血管，改善肢体血液循环，是治疗慢性动脉闭塞性疾病的
（654-Ⅱ可以使平滑肌松弛也，缓解血管痉挛，改善微循环。临床应用于注，是治疗血栓闭塞性脉管炎、闭塞性动脉硬化症、糖尿病坏疽等疾病的有效药物。）
常用药物。

(三) 适应症

适用于闭塞性动脉硬化症、血栓闭塞性脉

管炎、糖尿病坏疽等疾病。

(四) 禁忌症

　　普鲁卡因动脉注射的剂量小，临床应用比较安全，很少发生不良反应。应用时，应先做普鲁卡因过敏试验，皮肤

~~试验阴性者才能应用。~~ 禁忌症：(1)对普鲁卡因有过敏反应

或皮肤过敏试验阳性者；

史者，~~禁忌使用。~~(2)~~由因~~对普鲁卡因的过敏和毒性

有冠心病者，

反应，可能影响心脏的调节功能。~~有冠心病者~~

(3)654-Ⅱ为山莨菪碱，能使瞳孔散大，视物模糊，口干便秘，有青光眼、

~~禁忌使用。~~前列腺肥大者禁用。

(五) 注意事项

　　应用时，应先做普鲁卡因皮肤过敏试验，

皮肤试验阴性者才能应用。但皮肤试验阴性者，

仍有可能发生过敏反应，临床上应注意观察。

三、前列腺素E_1 动脉注射疗法

(一) 药物剂量与疗程

前列腺素E_1　~~40~~20μg
2%利多卡因 5ml
0.9 生理盐水　~~40~~50ml

患肢股动脉注射，每日1次，可使用15~30次。

（二）治疗机理

前列腺素E1具有抗动脉硬化作用，能够明显抑制血小板聚集，缓解血管平滑肌痉挛，扩张血管，改善肢体血液循环和微循环。（详见药物静脉注射疗法）。^(可以抑制动脉粥样斑块形成和促使消退；同时有调节肌体免疫功能作用，)

（三）适应症

1967年，前列腺素E1研制成功，1973年开始动脉注射治疗慢性动脉闭塞性疾病。适用于闭塞性动脉硬化症、血栓闭塞性脉管炎、糖尿病坏疽等疾病。大动脉炎、雷诺氏征等疾病，对心、脑、肾血管疾病也有治疗作用。

（四）禁忌症

前列腺素E1临床应用广泛，疗效可靠，对肝肾功能没有影响，无过敏反应和严重的全身反应。一般无禁忌症。

(五) 注意事项

动静脉注射，可出现肢体灼热、灼痛感觉；④少数病人有头晕、胸闷、心慌，发生静脉炎，临床上应加以注意。

四、硫酸镁动脉注射疗法

(一) 药物剂量与疗程

0.5% 普鲁卡因 20 ml

25% 硫酸镁 10 ml

维生素 C 250 mg

患肢股动脉注射，每日或隔日 1 次，15 次为一疗程。

(二) 治疗机理

硫酸镁能够解除血管痉挛，扩张周围血管，并有止痛和抗凝作用，从而改善肢体血液循环，同时与维生素 C 结合应用，更能促进创口愈合。

(三) 适应症

适用于闭塞性动脉硬化症、血栓闭塞性脉管炎等重肢体缺血，下肢慢性溃疡等疾病。

(四) 禁忌症

由于镁离子进入血液后，多由肾脏排出，肾功能不全者禁用。

(五) 注意事项

股动脉注射时，应防止将硫酸镁注入股静脉，以避免 ~~镁离子~~ (镁离子) 在血液中突然增高，而抑制心脏。

五、地塞米松动脉注射疗法

(一) 药物剂量与疗程

0.5% 普鲁卡因 20ml

地塞米松 5～10mg

654—Ⅱ 10mg

患肢股动脉 (或肱动脉) 注射，每日或隔日1次，连用

7 次。

（二）治疗机理

地塞米松具有抗炎、抗毒和抗过敏作用（促进炎症吸收）；能够解除血管痉挛，改善肢体血液循环；控制肢体剧烈疼痛。

（三）适应症

适用于闭塞性动脉硬化症、血栓闭塞性脉管炎等疾病，严重肢体缺血或肢体坏疽（感染）而肢体剧烈疼痛者。肌动脉注射 2~3 次后，肢体剧烈疼痛即可缓解消失，有良好的抗炎和止痛效果。

（四）禁忌症

高血压病、糖尿病者禁用。

（五）注意事项

对于严重肢体坏疽继发感染，除全身应用抗生素外，在地塞米松注射液中，加入青霉素钠盐80万U，作患肢股动脉注射，更有效地控制肢体环菌感染。但应先做青霉素皮肤过敏试验，皮肤试验阴性者才能应用。

六、尿激酶动脉注射疗法

(一) 药物剂量与疗程

0.9% 生理盐水 40 ml

尿激酶 10万 U

患肢股动脉或肱动脉注射，每日1次，15次为1疗程。

(二) 治疗机理

尿激酶是常用的重要溶栓药物，肢体动脉注射可以提高溶栓效果。用于慢性动脉闭塞性疾病，在于增强血液的纤溶活性，降低血液粘度，打通血管，改善肢体血液循环和微循环。同时具有降血糖、降血脂作用，促进糖尿病神经活动恢复。
(详见药物静脉滴注疗法)

(三) 适应症

适用于闭塞性动脉硬化症并发急性动脉血栓形成或急性动脉栓塞，(糖尿病血管病变、周围神经病变)以及急性下肢深静脉血栓形成等疾病。

(四) 禁忌症

禁忌症有：(1)近2个月以内，有活动性出血性疾病；(2)手术后创口未愈合牢固者；(3)70岁以上老人，或妊娠者；(4)高血压病 糖尿病 和有严重肝肾疾病者（详见蝮蛇静脉注射疗法）。

(五) 注意事项

尿激酶大剂量应用，可能发生皮肤、粘膜、消化道出血、和脑出血等，应注意凝血酶时间、凝血酶原时间、纤维蛋白原、优球蛋白溶解时间等测定，并注意临床观察。如发生出血，立即刻停止使用，必要时应用6-氨基乙酸、抗血溶芳酸、止血环酸等，和输新鲜血浆等。

〔 黄贵心等．尿激酶治疗糖尿病性周围神（经病变63例疗效观察，中国实用内科杂志，1995；15(12)：738〕

〔林杰等．尿激酶治疗 下肢深静脉血栓研究，中国实用内科杂志，1993；9：545〕

此外，还可以之用罂粟碱、肝素等药物进行患肢动脉注射。郭世合（1989年）报道，中西医结合治疗Ⅲ期（坏死期）闭塞性动脉硬化症~~坏死期~~，结合之用通栓灵（肝素、普鲁卡因、氟美松）患肢胫动脉注射取得尚意效果。

157 - 157 -

下肢深静脉血栓形成的
临床治疗

下肢深静脉血栓形成是常见的下肢深静脉阻塞性疾病——血瘀症疾病。发病早期，由于深静脉血栓阻塞，发生静脉血液回流障碍。经过漫长的演变过程，到后期，虽然深静脉血栓可以机化再通，但静脉壁失去弹性，瓣膜被破坏，深静脉主干形成僵化的、直通的管道，以及交通支静脉瓣膜破坏，发生深静脉血液倒流，出现下肢深静脉血栓形成综合征（下肢静脉功能不全）——静脉瘀血综合征，使肢体处于病废状态。因此，下肢深静脉血栓形成的早期诊断、早期中西医结合治疗是取得疗效的关键。中西医结合治疗下肢深静脉血栓形成，主要有：临床辨证论治、溶栓疗法、降纤疗法、抗凝疗法、解聚疗法、药物动脉注射疗法、外治疗法、手术治疗和现代医学的其他治疗方法等。中西医结合治疗下肢深静脉血栓形成的原则是：

1. 促使血栓消溶，控制病情发展　急性下肢深静脉血栓形成发病3～7天以内，主要使用溶栓疗法，与降纤疗法、解聚疗法配合应用，以清热利湿、活血通络为主治疗，迅速促使血栓消溶吸收，控制血栓伸延、扩展，恢复静脉血液回流。

2. 促进侧支循环，消除下肢瘀血状态　对下肢深静脉血栓形成综合征，使用降纤疗法、解聚疗法、扩张血管药物，以活血利湿、软坚通络法为主治疗，与外治疗法配合应用，促进侧支循环建立，改善血液循环，消除下肢瘀血状态。

3.保护患肢，防止并发症 下肢深静脉血栓形成，下肢常处于瘀血状态，应尽量减少长时间站立和行走，抬高患肢，穿弹性袜，使用熏洗疗法，促进静脉血液回流，减轻下肢瘀血。同时，防止患肢外伤感染，和发生下肢慢性溃疡。

一、 临床辨证论治

1974年，尚德俊报道下肢深静脉血栓形成的治疗经验。1979年，总结下肢深静脉血栓形成的辨证论治分为：湿热下注型、血瘀湿重型和脾肾阳虚型。1990年，出版《中西医结合治疗周围血管疾病》专著，对中西医结合治疗下肢深静脉血栓形成作了详细论述和总结。下肢深静脉血栓形成是血瘀疾病，活血化瘀法是治疗的重重治法，应贯穿于整个治疗过程中。现总结下肢深静脉血栓形成的临床辨证分型如下：

（一）湿热下注型

湿热流注于下肢血脉经络，瘀阻血脉经络。

主证：

1. 肢体广泛性肿胀；

2. 肢体胀痛或剧痛；

3. 肢体浅静脉怒张，皮肤微血管扩张；

4. 伴有发热；

5. 舌苔白腻或黄腻，舌质红绛。

此型多属急性下肢深静脉血栓形成。

治则：清热利湿、活血化瘀。

方剂：左内服四妙勇安汤加味、清热解毒
片、茵陈赤小豆汤加减，同时兼服四虫片、大
黄䗪虫丸、西黄丸等。

（二）血瘀湿重型

肢体瘀血，血脉阻塞，瘀湿蕴结。

主证：

1. 肢体广泛性肿胀；

2. 肢体轻度胀痛、沉重；

3. 肢体浅静脉曲张和皮肤微血管扩张；

4. 不发热；

5. 舌苔白腻，舌质红绛或有瘀斑。

此型多属急性下肢深静脉血栓形成炎症消退之后，血栓形成，静脉阻塞。

治则：活血化瘀、利湿通络。

方剂：应内服活血通脉饮、丹参活血汤，同时兼服四虫片、活血通脉片、大黄䗪虫丸等。

（三）痰瘀互结型

肢体血脉瘀阻，瘀血久积，痰瘀蕴结。

- 162 -

主证：

1. 肢体肿胀、胀痛较轻；

2. 肢体浅静脉曲张；

3. 股静脉呈硬索状，胀痛，压痛；

4. 小腿皮肤色素沉着，呈棕褐色或青黑色，皮肤和皮下组织纤维性硬化，坚韧紧硬；

5. 舌苔白，舌质红绛或紫暗。

此型属于下肢深静脉血栓形成综合征（下肢静脉功能不全）。

治则：活血通络、软坚散结。

方剂：立内服舒脉汤、活血通脉Ⅱ号，同时兼服四虫片、舒脉康、活血通脉片等。

（四）脾肾阳虚型

肢体瘀血日久，脏腑虚寒，脾肾两虚。

主证：

- 163 -

主证：

1. 肢体肿胀、胀痛较轻；

2. 肢体浅静脉曲张；

3. 股静脉呈硬索状，胀痛，压痛；

4. 小腿皮肤色素沉着，呈棕褐色或青黑色，皮肤和皮下组织纤维性硬化，坚韧紧硬；

5. 舌苔白，舌质红绛或紫暗。

此型属于下肢深静脉血栓形成综合征（下肢静脉功能不全）。

治则：活血通络、软坚散结。

方剂：立内服舒脉汤、活血通脉Ⅱ号，同时兼服四虫片、舒脉康、活血通脉片等。

（四）脾肾阳虚型

肢体瘀血日久，脏腑虚寒，脾肾两虚。

主证：

1.身体虚弱，倦怠无力；

2.肢体肿胀，晨轻暮重；

3.肢体沉重胀痛，腰酸畏寒；

4.胃纳减退，不思饮食，口不渴；

5.苔薄白，舌质淡。

此型多属下肢深静脉血栓形成综合征，比较少见。

治则：温肾健脾、利湿通络。

方剂：左内服温阳健脾汤、补肾活血汤，同时兼服桂附八味丸、通脉安等。

在左用以上治疗方剂时，可根据病情随证加减：

(1)热盛：发热，主症明显，舌苔黄，应清热解毒，加蒲公英、地丁，重用金银花、黄芩、紫胡。

（2）湿重：肢体肿胀明显，苔白腻，宜渗湿利水，加泽泻、猪苓、车前子、苡仁等。

（3）血瘀重：肢体胀痛明显，加乳香、没药、王不留行，重用川牛膝、川断；肢体胀痛剧烈，局部压痛、拒按，宜破血逐瘀，加三棱、莪术、水蛭、土鳖虫等。

（4）气虚体弱者，宜益气健脾，加黄芪、党参、白术等。

我国治疗下肢深静脉血栓形成应用方剂介绍如下：

（1）清营解瘀汤：益母草60～100克，地丁、生甘草各30克，赤芍、紫草、丹皮各15克。湿热偏重者，加生大黄5～10克，黄芩、黄柏各15克。（奚九一等：中医杂志，1982；3：34）

（2）活血通脉汤：丹参、鸡血藤、生黄芪各

25克，蒲公英20克，赤芍、天葵子、花粉、地丁各10克，乳香、没药各12克。（安炳仁：湖北中医杂志，1980；3：30）

(3)抵挡汤加味：金银花、冬瓜子各30克，当归、赤芍、泽泻各9克，水蛭、蛀虫、桃仁各6克，大黄、木通各3克。适用于妇女产后下肢深静脉血栓形成。（温光远：北京中医学院学报，1984；2：38）

(4)清络饮：益母草、丹皮、紫草、红花、石斛、没药、苡米、黄柏、水蛭、牛膝。（谭鸿雁：全国第四届中西医结合治疗周围血管疾病学术会议论文选编，1995）

(5)活血利湿汤：金银花、丹参、赤芍、猪苓各30克，赤小豆、车前子、萆薢、土元各20克，萹蓄30克，水蛭、桃仁、红花各15克，三

棱、莪术各10克。（路立然等：全国周围血管疾病学术研讨会论文集，1993）

(6) 清营消瘀汤：金银花、赤芍各60克，当归、红花、丹皮各30克，生大黄、甘草各15克，芒硝10克。适用于急性下肢深静脉血栓形成。（侯玉芬：中国中西医结合外科杂志，1996；1：28）

(7) 消炎通脉汤：蒲公英、夏枯草、三棱、桃仁、郁金、藿香各15克，金银花、水蛭、黄芪、当归、莪术、红花、泽泻、车前草、丁香各12克。（陶成：中西医结合杂志，1989；9卷特集：103）

(8) 消瘀汤：金银花、连翘、车前子、柴胡、水蛭、乌蛇、地龙、当归、川芎、桃仁、红花各10克，炙黄芪40克，穿山甲、牛膝、丹参、甘草各20克。（宗国璋：陕西中医，1993；2：50）

(9)当归活血汤：当归、丹参、红花各30 g，赤芍 50 g，牛膝、地龙各20 g，山甲珠 15 g，王不留行 60 g。（王景春：辽宁中医杂志，1991；9：20）

(10)黄柏苍术汤：金银花 50 g，蒲公英 25 g，黄柏、苍术、地龙各 20 g，川芎 15 g，红花、车前子、甘草各 10 g。（张晓琳：中医药学报，1995；6：25）

中西医结合辨证论治活血化瘀疗法，对下肢深静脉血栓形成有显著疗效，具有多方面治疗作用，调整机体功能的特点。如与溶栓疗法、降纤疗法、解聚疗法、抗凝疗法等相结合运用，则疗效更为显著，促进血栓消溶，消除血管炎症，促进侧支血管建立，改善血液循环障碍。

近几十年来，我国从血液流变学、微循环、血小板功能、凝血机制、纤溶活性、免疫、代谢等方面，对血瘀症及其活血化瘀法作用原理进行了许多实验研究和临床研究，取得了新的进展和重要成就。活血化瘀法有关主要治疗作用有：

(1) 扩张周围血管，解除血管痉挛，改善血液循环和微循环障碍。如当归、川芎、红花、三棱、莪术、赤芍、元胡、丹皮、乳香、没药等，均具有扩张血管作用，改善血液循环障碍，而以破血类活血化瘀药物扩张血管的作用最强。

(2) 抗血小板功能。如丹参、赤芍、当归、川芎、红花、鸡血藤、三棱、莪术、益母草、刘寄奴、三七、泽兰等，均具有抑制血小板粘附、聚集和释放功能。

(3) 增强抗凝和纤溶活性作用。如全蝎、地龙、川芎、丹参、红花、赤芍、姜黄、水蛭、土鳖虫、莪术、没药、泽兰等，以及抵挡汤、大黄䗪虫丸、活络效灵丹，均具有强抗凝作用；而丹参、赤芍、当归、红花、姜黄、郁金、桃仁、三棱、莪术等，均具有增强纤溶活性作用，使纤维蛋白原含量下降。

(4) 改善血液流变性，降低血液粘度作用。如当归、赤芍、川芎、红花、五灵脂、没药、虻虫、丹皮、桃仁、穿山甲、蒲黄等，均有提高红细胞变形能力，降低血小板粘附性，和改善血液流变性作用，而以破血类活血化瘀药物降低血液粘滞性及红细胞聚集的作用显著。桃红四物汤加减，可以降低血液粘度，改善微循环，并具有调节免疫功能、抗炎和抑制细胞增生作作。

（5）增强血管内皮的抗血栓形成功能。血管内皮细胞（VEC）有抗血栓形成的功能。如丹参、川芎、蒲黄等，能促进VEC释放前列腺环素（PGI_2），抑制血小板聚集和扩张血管，而具有抗血栓形成功能。

（6）降血脂和促进粥样斑块消退作用。如姜黄、郁金、蒲黄、水蛭、丹参、赤芍、红花、桃仁、三七等，以及大黄䗪虫丸，均具有降低血脂，控制动脉粥样病变和促使粥样斑块消退。

（7）抗炎、抗纤维化作用。如丹参、赤芍、川芎、丹皮、当归、桃仁、红花、元胡等，均具有抗炎作用，抑制炎症过程，促进炎症吸收。丹参、川芎、鸡血藤、郁金、乳香、没药等，能抑制成纤维细胞的生长和增殖，促进病变组织软化和消退。

(8)促进组织修复作用。丹参等活血化瘀药物，可以促进创口毛细血管增生，肉芽组织生长较快，而促进创口愈合。

(9)增强网状内皮系统的吞噬功能。如当归、赤芍、丹参、川芎、红花、蒲黄、鸡血藤等，均具有增强网状内皮系统的吞噬功能。

（尚德俊　侯玉芳　秦红松）

外科外治疗法

尚德俊 著

山东中医学院附属医院

1986年10月

外科

一、外治疗法的形成与发展

马王堆出土的帛书《五十二病方》有浴、熏、熨、砭、灸、角和外敷药等。《内经》所载与此大致相同。《肘后备急方》有温渍、淋洗、涂敷、热熨和药膏外敷，并用油、丹熬制膏药。《刘涓子鬼遗方》载有治疗外科、皮科疾病外治方剂83首。提出"冷薄"、"热贴"治疗。（并首先载有纸捻排脓引流。）唐代，《千金要方》和《外台秘要》总结形成我国独特的外治疗法，对以后外科外治疗法的发展具有重要作用。主要的外科外治疗法有：(1) 摩贴法；(2) 温渍法；(3) 地熨法；(4) 灸法；(5) 其他：捣药、药泥、熏法、竹筒拔法、针烙法等。《千金翼方》首 应用"纸捻"（药捻）排脓引流。宋代，《太平圣惠方》列用"贴火膏药"敷的外治疗法。元代，齐德之著《外科精义》（约1335年），总结形成外科外治疗法。主要者：(1)"石圭金廉法"；(2)"贴火膏法"；(3)温渍疮肿法"；(4)"针烙疮肿法"；(5)"灸疗疮肿法"；(6)"追蚀

烙

疮痈肿法"。 明代，薛己的《外科发挥》等著作，才有"围药"名称和专门论述。 明、清时代，膏药的应用已成为普遍的民间疗法。吴师机著《理瀹骈文》（1864年），是以膏药为主的外治疗法专著，治疗内、外、妇、儿科等许多疾病，使外治疗法更加完善，创立了我国独特的外治疗法。

建国以来，由于外科领域广泛应用外治疗法，突破了传统中医疮疡外治法的范围。 经过临床实践不断发展和提高，已成为我国外科治疗学上的突出成就。

二、外治疗法的特点

1. 疗效显著，收效迅速；

2. 安全可靠，副作用少；

3. 易学易用，容易掌握；

4. 经济简便，易于推广。

三、外治疗法的应用原则

1. 西医诊断与中医辨证相结合；

2. 必须重视中医辨证论治；

3. 掌握病情，选择适当的外治疗法。

四、外治疗法的作用原理

主要是外治药物直接作用于局部病变处发挥治疗效果。

1. 解毒消肿、促脓消；

2. 收束肿毒、促使成脓；

3. 开结拔毒、促溃排脓；

4. 消毒杀菌、祛腐生肌；

5. 生肌收口，促进疮口愈合；

6. 活血通络、行气止痛；

7. 祛风燥湿、杀虫止痒 。

五、外科外治疗法的剂型与应用

1. 散剂：调制成糊膏、软膏，作外敷或"围药"；—作掺药、药条、药线等。

2. 软膏：有油蜡膏、油调膏、猪脂膏等，作敷贴药或"围药"应用。

3. 糊膏：作外敷贴药或"围药"应用。

4. 膏药：为黑膏药（硬膏）。作敷贴药应用。

5. 水剂：主要作为熏洗疗法。

6. 醋剂：调制糊膏、软膏，或作"围药"；作洗药、热熨药应用。

7. 酒剂：酒浸外洗；酒与散剂调制成糊膏、软膏剂外敷，或作"围药"、热熨药用。

8. 油剂：作为外涂药用。

9. 乳剂：作为外涂药用。

10. 药捻：纸捻、药条（锭——硬药条），插入疮口、窦道、瘘管，以提脓祛毒、排脓引流。

11. 药锭：为纺锤形、圆锥形的固体，用醋或蜜研，外涂患处。

12. 新鲜植物剂：捣成泥糊，或与药剂调制成糊膏、软膏外敷，或作"围药"用。

13. 烟熏剂：烟熏患处治疗疾痛。

【附】调制糊膏、软膏的主要基质的作用有：

(1) 麻油、豆油：作用缓和，无刺激性，具有润肤、清洁作用，但渗透性小。

(2) 黄蜡、白蜡：性质稳定，药物吸收较快，具有拔毒防腐、生肌润肤、锭痛止血作用。

(3) 蜂蜜：粘着性较强，有一定渗入性，不易蒸发，保持一定湿润度，具有清热解毒、生肌润燥作用。

(4) 鸡蛋清：含有蛋白质、冷链脂等，具有清热解毒、消肿止痛、护疮生肌作用。

(5)猪脂、羊脂：穿透性较好，容易渗入皮肤，但性质不稳定，成品变质。

(6)酒：具有走窜性，有活血通络、消肿止痛作用。

(7)醋：具有解毒消肿、软坚散结、祛风止痒作用。

六、外科外治疗法的种类与应用方法

1. 膏药疗法

(1) 急性化脓性感染疾病：阳证 —— 太乙膏、万应膏、

拔毒膏等；阴证 —— 阳和解凝膏等。

(2) 淋巴结核核 —— 消核膏。

(3) 慢性腰腿痛 —— 虎骨膏、狗皮膏、伸筋膏等。

(4) 皮肤病 —— 膏药加入掺药。

2. 围敷疗法

主要应用于外科化脓性感染疾~~病~~：(1) 阳证 —— 清热膏；(钟乳膏、大青膏)

(2) 半阴半阳证 —— 冲和膏；(3) 阴证 —— 回阳玉龙膏。

热毒盛，宜选明显者，用菊花水、板蓝根叶汁、芙蓉叶汁、

生地黄汁调敷。阴证，多用葱汤、酒醋调敷。

3. 贴敷疗法

主要为"阳燧药"的应用，临床应用的特点——贴温热药，其含义有：(1)指温热的药膏，促使消散或溃脓；(2)指用温热药物组成的贴敷药，以温通解毒、活血消肿；(3)指用药膏敷贴，外加热熨，以温通活血、消肿散结。

4. 掺药疗法

(1) 解毒消散药 —— 使疮证肿毒消散。

(2) 提脓祛腐药 —— 追蚀法，以排脓祛腐。

(3) 生肌收口药 —— 促进疮口愈合。

(4) 止血药 —— 用于疮口、创伤出血。

5. 药捻疗法

主要应用含有丹药的提脓祛腐药捻（纸捻或硬药条），

治疗慢性窦道、瘘管等。

6. 药筒疗法

应用煮（中药）竹筒，（以拔）吸于疮口（按吸于患处进行治疗。），吸引拔出脓液，又

称为"竹筒吸脓法"。（2）治疗关节疼痛。

7. 熏洗疗法

种类有：浸渍法、淋洗法、熏洗法、热罨法等。

主要应用于：

（1）外科感染初期——去毒洗药、温升麻汤等；

（2）已溃脓——解毒洗药、猪蹄汤等；（3）疮口

久不愈合——溃疡洗药或用艾叶童液汤洗；（4）

肛门疾病——复方荆芥洗药、却毒汤等；（5）损伤

及骨折后期 —— 活血止痛散等 ; （6）皮肤病 —— 祛

风洗药、止痒洗药、芒硝湿洗药等 。

8. 热熨药法

种类有：药熨法、葱熨法、麸熨法、坎熨法等。

主要应用于：（1）外科感染；（2）肛门疾病；（3）损伤及骨折

~~主要用于寒证，阴证外科疾病~~

后期；（4）乳痈肿等。

9. 艾灸疗法

主要应用于外科化脓性感染疾病：

（1）早期未溃 —— 消散肿毒，促使内消 。

（2）有脓头未溃 —— 开结拔毒，促溃排脓 。

（3）疮口久不愈合 —— 温经回阳，生肌敛口 。

10. 火針烙法

(1) 外科化膿性感染疾病，已形成膿腫者，用火針排膿引流。

(2) 治疗淋巴结结核，用火針刺入淋巴结中，迫使消散。

11. 砭鐮療法

(1) 对外科化膿性感染疾病，用于切开排膿。

(2) 治疗急性淋巴管炎、丹毒，在患处浅刺走脓出血，作为泻血疗法，使热毒外泄。

12. 烟熏療法

(1) 治疗慢性溃疡 —— 回阳熏药。

(2) 治疗癣疮 —— 刺（螵虫）、雄黄、艾叶烧烟熏。

(3) 治疗皮肤病（慢性湿疹、神經性皮炎）—— 癣症熏药。

七、临床治疗和应用

外科疾病、周围血管疾病、骨科疾病、皮肤科疾病。

外科外治疗法

尚德俊 著

山东中医药大学附属医院

山东省立中医医院

2015年3月8日

临床实践是发展我国中医药学的基础，是形成中西医结合研究思路的源泉。

　　"外科之法最重外治，而外治之中尤重围药"。

一、外治疗法的重要文献

1.《黄帝内经》：有渍法、熨法、浴法、刺法、灸法等。

2. 张仲景著《伤寒论》和《金匮要略》：有洗法、熨法、数法、熏洗、灸法等。

3. 晋代，葛洪著《肘后备急方》（公元 3 世纪）：有温渍、淋洗、冷敷、热熨，和证膏外敷等。

4. 南北朝时，我国最早的外科学专著——《刘涓子鬼遗方》（公元 499 年）：载有治疗外科疾病、皮肤种疾病的外治方剂 83 首—大量应用散膏、膏药治疗外科疾病等。

5. 唐代，孙思邈的《千金要方》、《千金翼方》和王焘的《外治秘要》，均广泛应用外治疗法治疗各种疾病：

①薄贴法：《千金翼方》首先载有"薄贴"专论，包括糊膏、软膏、硬膏等外治法。

②溻渍法：包括溻洗法、溻渍法、淋洗法、洗法、坐浴法等。

③热熨法：中药煎汤乘热，"溻洗熨之"。

④灸法：烧灼排脓，治化脓性感染疾病。

此外，还有竹筒拔法等。

以用溻渍法、外敷药、热熨法治疗外伤疾病在唐代颇为盛行。

6.宋代，《太平圣惠方》（公元992年），应用淋、洗、熨、膏、膏药等外治法治疗外科、伤骨科疾病等。

宋代，出现了"外科"名词。陈自明著《外科精要》（公元1263年），总结治疗"痈疽"（外科化脓性感染疾病）的经验，强调辨证论治治，以内治疗法和外治疗法相结合治疗，奠定了我国外科学发展的基础。

金元时代，齐德之著《外科精义》（公元1335年），对外治疗法颇有研究，总结形成了外科外治疗法。载有拔药、膏药、熏洗、热罨、热熨法。

清代，祁坤著《外科大成》（公元1665年），载有膏药、药膏、药条（钉）、药线、掺药，以及灸法、熏洗法、蒸药拔法等外治方法。

膏药应用始于晋代，盛行于宋代和明代，到了清代膏药疗法已经发展成为治疗外科疾病的主要疗法，并在民间普遍应用。

"外科之法最重外治" —— 治疗外科疾病的独特方法，积累了丰富的内容和宝贵的经验。

从现代外科角度，对外科领域的外治疗法进行总结和研究。

二、外治疗法的应用原则

1. 现代医学诊断与辨证论治相结合。

2. 必须重视辨证论治。

3. 掌握病情，选择适当的外治疗法。

三、外治疗法的作用原理

外治疗法对药物的治疗作用，主要由决定于药物的种类。

1. 解毒消肿，促使内消。

2. 收束肿毒，促使成脓。

3. 开结拔毒，促溃排脓。

4. 清毒杀菌，祛腐生肌。

5. 生肌收口，促进疮口愈合。

6. 活血通络，行气止痛。

7. 祛风燥湿，杀虫止痒。

四、外科外治疗法的剂型与应用

1. 散剂：粉剂。用散剂调制成软膏。把膏药外敷，或作"围药"应用；或为"掺药"，如提脓祛腐药、生肌收口药等。

2. 软膏：常用软膏类有冲蜡膏、油调膏、猪脂膏等。常用软膏作为贴敷药，或"围药"应用。

3.糊膏：以散剂，用蜜、醋、麻油、生油、酒、鸡子白、猪脂等调制成泥糊状膏剂。可作为贴敷药，和"围药"应用。

4.膏药：为常用的黑膏药，又称硬膏。是用植物油为基质，将药煎枯，过滤成药油，在高温下加入铅的化合物（黄丹、铅粉、密陀僧）炼制而成。常用的膏药有虎骨膏、追风膏、镇江膏、伸筋膏、消痞膏等。用膏药掺入药粉贴敷，治疗外科、伤骨科和皮肤病等。

5.水剂：以水为溶媒，将药物浸泡或煎煮，使药物溶解在水中，湿洗、淋洗、熏洗、坐浴应用广泛，疗效显著。如踏砚洗药治疗丹毒、血栓性浅静脉炎、足癣等疾病。

6.醋剂：以醋作为基质，与其他药物调制、浸泡或煎煮而成为药剂。单用醋或用醋浸泡药物作为洗涤；或用醋与散剂调和，或与药物熬煮制成糊膏、软膏外敷等。

　　7. 酒剂：以酒作为基质，与其他药物调制，浸泡或煮煮而制成的药剂。常用的为高粱酒。用酒浸泡或煎药作为洗剂，或用酒与散剂调制成糊膏、软膏外敷用等。

　　8. 油剂：将药放在油内浸泡或煎熬而制成液体状药物。如应用花椒油治疗湿疹，或用冰片鸡蛋油治疗慢性湿疹等。

　　9. 乳剂：用植物油与水或液体药物相混合搅拌成的乳液药剂。乳剂可作为外涂药应用，治疗外科疾病和皮肤科疾病。

　　10. 药捻：药捻又称药线，用绵纸或棉线等制成线状，外蘸药物粉制成的线状剂。将药捻插入疮口内，具有提脓拔毒、祛腐生肌和排脓引流作用。现代很少应用。

11. 药锭：用药粉制成调制或圆锥形固体剂型，应用时再磨研成混悬液，外涂患处。如紫金锭等，治疗外科化脓性感染疾病。

12. 新鲜植物剂：将新鲜植物药捣烂成泥糊或取其汁液外敷治疗的药剂。在我国外科领域颇为重视。如应用鲜野菊花叶捣烂，或鲜马齿苋捣烂，或鲜蒲公英捣烂（加少许冰片），外敷患处，治疗疖、丹毒、急性乳腺炎等急性炎症。

13. 烟熏剂：将药物制成药条、药卷等，点燃后，以烟熏患处治疗疾病。如用艾叶烟熏，治疗慢性溃疡；用"癣症熏药"治疗神经性皮炎、慢性湿疹、皮肤瘙痒病等。

五、外科外治疗法的种类与应用

1. 膏药疗法

膏药外贴应用甚为广泛：①急性表症；②慢性劳损、腰腿痛；③关节损伤、骨折等；④手术后肠粘连，用冰片0.25克，放入肚脐（神阙穴），将黑膏化开，乘热贴敷脐部；⑤皮肤病，将黑膏药加热，掺入少许冰片或樟脑，外贴患处，治疗神经性皮炎、慢性湿疹等。

2. 围敷疗法

是指外敷急性化脓性感染疾病（留头）四周的药物，是贴敷疮面以外的一切开敷药的总称。清代，徐洄溪的《医学源流论》有"围药论"专论，指出："外科之法最重外治，而外治之中尤重围药"。

"留头"的作用：①束毒聚脓，控制炎症，

②溃脓后，有利于排脓引流，束脓排脓；③有利于换药，观察疮口，消除感染，束毒消肿。

阳证：用寒性围药，如金黄膏、芙蓉膏、大青膏等。

阴证：用热性围药，如回阳玉龙膏等，多用葱汤、酒、醋调敷。

3. 贴敷疗法

贴敷疗法，是应用糊膏、软膏等摊于敷料上，外贴患处的治疗方法。

到了宋代，《太平圣惠方》和《圣济总录》才有"贴熁药"的名称和方论。

"贴熁药"主要应用：①急性感染，有化脓者，用温热药膏敷贴，促使消散溃脓；②疮头周围红肿处，用寒性药敷贴，促进炎症消散吸收；③敷贴急性感染周围，"顶子中开孔"，有利于排脓，热毒外泄。

4. 掺药疗法

　　是将药粉掺布于膏药上外敷，或直接撒布于疮面上的一种治疗方法。是重要的外科外治疗法。

　　①解毒消散法：急性炎症初期，将解毒消散药（内消散等）掺于膏药上敷敷，使炎症消散。

　　②提脓祛腐法：疮口有脓、坏死组织，将提脓祛腐药（九一丹、九黄丹等）黏于油纱布条 _{羔太黄油纱布} 上，插入疮口内，以提脓祛腐。

　　③生肌收口法：疮口干净，或慢性溃疡，将生肌收口药（生肌散、生肌珍珠散、儿茶丹 _{羔王·红膏油纱布} 等）撒布疮面，促进疮面收口愈合。

　　这是外科临床的独特治疗方法。

5. 药捻疗法

　　疮口、窦道，脓液及坏死组织不易排出者，用药捻（提脓祛腐药）插入疮口内的一种治疗方法。

6. 药筒疗法

　　是将竹筒用中药煮后，取出迅速叩在患处的一种治疗方法。是应用空气负压吸引脓液的排脓方法。

　　此法也可适用于关节疼痛等疾病。

7. 熏洗疗法

　　是应用中药煎汤，乘热在皮肤或患部进行熏蒸、淋洗、浸泡、坐浴的一种治疗方法。

　　①外科急性炎症：应用疗毒洗方、大黄汤汤等，使炎症内消。
　　②疮口有脓腐：应用解毒浸方、猪蹄汤等，消毒杀菌、清洁疮口。

③疮口久不愈合者：用溃疡泡荡、或艾叶煎液趣汤温洗。

④肛门疾病，痔漏等：用复方荆芥泡荡、硝矾泡荡熏洗坐浴。

⑤皮肤病，神经性炎、湿疹等：主用止痒泡荡、燥湿泡荡等。

8. 热熨疗法

是将药加炒热或蒸热，用布包好，或装入布袋内，放于患处热熨的一种治病方法。

如葱熨法：鲜葱连根须，切细，用醋拌匀炒热，用布包好，热熨患处。用于治疗早期外科炎症、急性乳腺炎、软组织扭伤等。

此外，还有麸熨法、盐熨法等。

目前，民间还有采用。

9. 艾灸疗法

艾灸疗法是我国传统的治疗方法。

隔蒜灸法：外科炎症初期，可消散肿毒，促使内消；有脓头未溃时，可促使局限成脓，开结拔毒，促溃排脓。

附子饼灸法：治亚慢性溃疡等。

香附饼灸法：治疗结核性溃疡等。

10. 火烙烙法

是将烙烧红后，快速烙刺患处的一种治疗方法。

火烙主要用于外科化脓性感染疾病排脓引流（和治疗淋巴结核等。），临床上很少应用。

11. 砭镰疗法

砭镰，是一种近似现代的镰刀，用于砭痈切割。主要用于外科化脓性感染疾病切开排脓。

自隋唐以后，由于火针焰法、竹筒拔脓法等疗法的广泛应用，就很少以砭镰法切开排脓。

12. 烟熏疗法

是用药物点燃后，利用烟熏患处治疗疾病的方法。

将中药压为粗末，用绵纸卷药末，搓或卷，点燃后，借助热力，烟熏患处或皮肤。主要用于治疗慢性溃疡、慢性皮肤病等。

文献记载有30多种外治疗法，有关治疗外科疾病的有12种外治疗法。

【注】 常用方剂详见：高学敏著《高锦庭外科心得集》，人民卫生出版社，1909年。

· 结语 ·

中国中医药学是一个伟大的宝库。

我没有完成实现自己的理想，学习和总结：一是《外科手术并发症的中西医结合治疗》，收二是《生肌收口疗法》，撰写二部学术专著。这是我一生的内心不安和惭愧！

周围血管疾病康复保健知识

山东中医学院附属医院
济南军区仲宫部队周围血管病医院　　尚德俊

周围血管疾病在我国是常见病，日益受到人们的重视。祖国医学对周围血管疾病的认识，最早起源于《内经》，《灵枢经·痈疽》篇称为"脱痈"，后人改名为"脱疽"。这是指肢体动脉闭塞发生肢体坏疽的典型描述，并提出了手术处理方法。此后，历代医学文献均有周围血管疾病的记载和论述，积累了丰富的临床治疗经验。

我国从50年代开始，应用中医中药治疗血栓闭塞性脉管炎一个疾病，至70年代发展到中西医结合治疗周围血管疾病，并开展基础理论、活血化瘀疗法及其作用原理的研究，取得了显著的成绩。1980年，首先在济南召开山东省中西医结合治疗周围血管疾病经验交流会议，和1983年，在西安召开全国中西医结合治疗周围血管疾病学术会议之后，我国中西医结合治疗周围血管疾病研究有了新的发展和提高，出现前所未有的新局面。

临床上常见的周围血管疾病有：动脉疾病包括血栓闭塞性脉管炎、闭塞性动脉粥样硬化、大动脉炎、急性动脉栓塞、急性动脉血栓形成、雷诺氏病、红斑性肢痛病等；静脉疾病包括血栓性浅静脉炎、下肢静脉曲张、下肢深静脉血栓形成、原发性下肢深静脉瓣膜功能不全、下腔静脉梗阻综合征等疾病。还有风湿性动脉炎、硬变病动脉炎、白塞氏病动脉炎、结节性脉管炎，以及肢端发绀症、网状青斑症等疾病。

周围血管疾病患者如能真正懂得康复保健的重要性，他就会自我养成良好的生活方式，去除一切不良习惯，保持精神愉快，进行活动锻炼，以增强体质和自我促使疾病的康复。这就要求每一个周围血管疾病患者必须学习和了解有益于自身健康的康复保健知识。

　　这里必须首先强调的是，防治周围血管疾病，主要决定于患者的主观能动性，增强体质，提高抗病免疫功能，而不应该单纯依赖于药物治疗。

　　1. 早期诊断、早期治疗

　　周围血管疾病的发病早期，患者常有肢体麻木、发凉怕冷、胀痛、疲累感，下肢轻度肿胀，以及走路时下肢酸胀不适等，因病情轻，很容易被忽略，而造成误诊、误治。此时，这及时到医院请医生检查，做到早期发现疾病，早期明确诊断，早期中西医结合治疗，治疗越早效果越好，最好住院系统治疗一个时期，以控制病情发展，和获得治愈。不要延误治疗时机，促使疾病加重或发生肢体溃烂，以免遗留后遗症，或造成肢体残废。如下肢深静脉血栓形成，在发病后7天以内治疗效果好，可使症状消失和静脉血栓消溶。当病程超过1个月，虽然治疗有效，但常遗留下肢静脉功能不全，静脉血液回流障碍，处于静脉瘀滞状态。闭塞性动脉粥样硬化的发病年龄有提早趋势，临床上常见到40岁左右的病人，肢体就出现缺血表现，如能早期诊断、早期治疗，可以防止动脉粥样硬化的形成和阻止动脉粥样硬化病变的发展。故应特别注意，不能在手部、足部注射药每当寒冷季节，可以内服中药汤剂治疗一个时期，或间断服用活血通脉片、舒脉酒、四虫片等成药，并用活血消肿洗药、活血止痛散熏洗患肢，以巩固疗效，防止复发。目前，临床治疗血栓闭塞性脉管炎的复发率比较高，著者总结统计的复发率为28.3%。复发的主要原因是：(1)没有坚持系统治疗；(2)没有严格彻底戒烟；(3)没有注意防寒保暖；(4)没有注意防止肢体外伤。这些都是血栓闭塞性脉管炎患者应该加以注意的。

3. 严格终身戒烟

血栓闭塞性脉管炎、闭塞性动脉粥样硬化与吸烟的关系于注引起人们的注意，并认为吸烟是这两种疾病危险因素之一。在血栓闭塞性脉管炎病人中有长期吸烟者占88.7～93.0%，闭塞每当寒冷季节，可以内服中药汤剂治疗一个时期，或间断服用活血通脉片、舒脉酒、四虫片等成药，并用活血消肿洗药、活血止痛散熏洗患肢，以巩固疗效，防止复发。目前，临床治疗血栓闭塞性脉管炎的复发率比较高，著者总结统计的复发率为28.3%。复发的主要原因是：(1)没有坚持系统治疗；(2)没有严格彻底戒烟；(3)没有注意防寒保暖；(4)没有注意防止肢体外伤。这些都是血栓闭塞性脉管炎患者应该加以注意的。

3.严格终身戒烟

血栓闭塞性脉管炎、闭塞性动脉粥样硬化与吸烟的关系于注引起人们的注意，并认为吸烟是这两种疾病危险因素之一。在血栓闭塞性脉管炎病人中有吸期吸烟者占88.7～93.0%，闭塞性动脉粥样硬化病人中有吸烟者占85.0%。烟草中含有许多有害物质主要是尼古丁，可以兴奋血管舒缩中枢和交感神经，并能使肾上腺素和去甲肾上腺素分泌增加，使心血管与周围血管痉挛、收缩和动脉内膜损伤、增生，加重病理过程。同时，烟草和焦油中含有一种促凝血物质（苎丁蛋白），使血液处于高凝状态，容易发生血栓形成。并可使血脂增高，人体免疫功能降低。患病后如再继续吸烟，一切治疗无效，能加重病情，或使疾病复发，逐年加重，最终发生肢体溃烂坏疽，甚至施行截肢。"您要吸烟，还是要腿，二者不能兼得"。这是一句名言——警告！所以得病后，必须要格终身戒烟。实际上要格戒烟是临床治疗重要措施之一。这样不但可以提高临床疗效，也关系到临床治愈后巩固疗效和防止复发问题。

4.活动锻炼的好处

周围血管疾病患者，由于较长时间卧床，常发生肢体肌肉萎缩和关节活动功能障碍，应当引起注意。活动锻炼，应根据自己的体质、所处环境和爱好等来选择，如走路、体操、练气功、打太极拳、按摩等。应循序渐进，逐渐增加运动量和延长活动时间。不能行走活动者，可以练习肢体位置运动法。适当的活动锻炼，可以增强体质，增强人体的免疫功能，促进肢体血液循环和气血流通，防止肌肉萎缩，有利于肢体功能的恢复。但应避免剧烈或过度的运动。

5.中西医结合辨证论治整体治疗

中西医结合治疗，既要充分发挥中医辨证

论治的特点，又要应用西医的有效疗法。同时辩证地认识局部与整体的关系，既要注意肢体的局部变化，又要重视病人全身性整体治疗。中西医结合辨证论治全身性整体治疗所取得的显著疗效，已成为我国治疗周围血管疾病的独特的新的疗法。中医辨证论治，是理、法、方、药在临床上的具体应用。就是根据患者病情发展阶段的不同，灵活应用不同的方药进行治疗，才能取得良好效果。同时应用白花丹参（或丹参）注射液、川芎嗪注射液静脉滴注法和药物穴位注射疗法等，更能提高疗效。周围血管疾病是血瘀症疾病，表现为瘀血、缺血、瘀斑、肿胀、粥样斑块、血栓形成、血管狭窄和闭塞等，引起肢体血液循环障碍或静脉血液瘀滞，甚至发生溃疡或坏疽。因此，各种不同的周围血管疾病，都可以应用中西医结合辨证论治活血化瘀法整体治疗。临床观察和实验研究证明，应用活血化瘀法治疗，可以祛除瘀血，流通血脉，扩张血管，改善血液流变性和血液粘度异常，降低血脂，防止血栓、粥样斑块形成和促进血栓、粥样斑块消溶，纠正肢体血液循环障碍和微循环障碍，使疾病好转和治愈。目前治疗周围血管疾病，还没有某一种"特效药"，不要相信或偏求于某种药物，以中西医结合治疗为好。

6. 煎服中药的方法

中医辨证论治是以内服汤药为主进行治疗。因此，煎服中药的方法甚为重要，以充分发挥药效，提高周围血管疾病的治疗效果。

煎药方法：煎药最好用砂锅。将中药入锅

内煮沸之后，用小火煎，并用竹筷随时搅拌。每剂中药立煎2次（约30分钟），分头煎二煎，每次煎药汤150～200毫升，混合在一起，分2次温服。

　　服药方法：每剂中药煎好后，最好空腹服用，当天服完，不要过夜，以免药汤变质。一般轻病人，每日服药一剂，上午服1次，下午或晚上再服1次。如有冲服药粉或药酒、黄酒时，立随汤药一齐送服，这样更能发挥治疗效果。如病情严重，肢体坏疽继发感染，或处于急性活动进展期，为控制病情发展，可每日服中药二剂，分4次服，使体内保持一定药物浓度，而取得疗效。

　　7. 酒的治疗作用

　　酒即乙醇。酒在医疗上的应用，我国有悠

久的历史。汉代张仲景治疗"瘀血症"，应用活血化瘀方剂多是酒下和酒煎的。以酒作为基质，与其他药物调制、浸泡或煎煮而制成的药剂，在临床上治疗很多疾病并取得疗效。酒可供给较多能量，可直接吸收放出热能，故少量饮用低度白酒是有益的。饮酒后可以扩张血管，解除血管痉挛，促进血液循环，活血通脉，温通祛寒。酒能"通百脉"，"少饮则和血行气，壮神御风"。闭塞性动脉粥样硬化，是由于脂质代谢紊乱，血液中低密度脂蛋白（LDL）增高，渗入由皮细胞在血管壁内沉积，形成动脉粥样斑块，而具有抗动脉粥样硬化的高密度脂蛋白（HDL）则降低。适量饮用白酒能使血液中HDL增高，对防治动脉粥样硬化有作用。但如过量饮酒，有害无益，不仅HDL不再增高，反而使血液中胆固醇升高，有助于动脉粥样硬化的形成和加重动脉粥样硬化病变。著者根据多年临床经验，研制的治疗周围血管疾病的良药———舒脉酒，就是应用酒的治疗作用，和有效中药配制成的，更能发挥良好的治疗作用。

8.熏洗疗法

熏洗疗法是利用中药煎汤，乘热在患肢或患部进行熏蒸、淋洗和浸洗的一种治疗方法。把煎好的药汤倒入盆内或木桶内，将患肢架于盆上，用布单将患肢及盆口盖严密，进行熏蒸，待药汤不烫人时，把患足及小腿浸于药汤中泡洗，每日1～2次，每次40分钟左右。周围血管疾病，如血栓闭塞性脉管炎、闭塞性动脉粥样硬化、雷诺氏病、下肢深静脉血栓形成、下肢静脉曲张等疾病，可用活血消肿洗药或活血止痛敛熏洗患肢。应用熏洗疗法可促进患股侧支循环的建立，缓解血管痉挛，能使患肢发凉、疼痛减轻，肿胀消退，皮肤颜色改善或恢复。但，发生肢体干性坏疽或肢体坏疽处于发展阶段，应禁用熏洗。

9. 创口处理

当发生肢体溃疡和坏疽时，应积极地治疗，促进创口愈合，控制坏疽感染发展，尽量保存肢体。病人不可自行处理，千万不能乱用有刺激性、腐蚀性的药粉和药膏外敷创口、患肢，以免引起剧烈疼痛，或使肢体溃烂加重。此时病情一般较重，应当住院得到良好的治疗。必须重视这种创口的特殊性——缺血性溃疡坏疽和静脉瘀血性溃疡，一般都不容易顺利愈合。中西医结合辨证论治整体治疗，改善患肢血液循环和消除静脉瘀滞状态，并重视创口局部处理，外敷生肌玉红膏油纱布、大黄（或黄连、黄芩）油纱布、生肌膏和长皮膏等，对促进创口愈合有良好效果。

10.手术治疗

慢性肢体动脉闭塞性疾病，由于肢体血液循环障碍，常并发溃疡或坏疽。对肢体坏疽的局部手术处理，应采取慎重、积极的态度。如果肢体血液循环未改善，局部感染未控制，过早施行手术，往往引起坏疽扩展、感染加重，甚至有截肢可能。掌握手术适应症和手术时机，是取得手术成功的关键。著者总结施行单纯坏死组织切除术，术后创口顺利愈合率85.7%；趾（指）部分切除缝合术，术后创口愈合优良率92.5%。使大多数病人能够保存肢体。对闭塞性动脉粥样硬化和糖尿病坏疽，老年身体虚弱，及有并发症者，可让足趾坏疽自行脱落愈合。缺血性自家切除——坏疽自行脱落的效果，并不比外科手术切除为差。

目前，中西医结合治疗周围血管疾病，手术治疗仍然占有重要地位，不应贬低手术的治疗作用。如腰交感神经节切除术、动脉重建术、大隐静脉高位结扎剥脱术和不能完全避免的截肢术等，均为有效治疗方法。血栓闭塞性脉管炎病人的截肢率为10.34%，闭塞性动脉粥样硬化病人的截肢率高达31.4～35.0%。但这些手术治疗并不能阻止病情的发展，必须重视中西医结合辨证论治全身性整体治疗，以提高疗效，防止复发和减少手术并发症。

11.饮食宜忌

一般病人可用普通饮食；身体虚弱者，创口久不愈合，以及手术后，应加强营养，可用高蛋白、高维生素饮食；脾胃虚弱者，可用软饭或半流质饮食。闭塞性动脉粥样硬化多见于中年、老年人，随着年龄的增长而发病增多，其发病与高血脂症有密切关系。因此，饮食宜清淡，多用植物油和植物蛋白（豆类蛋白），多吃新鲜青菜、水果等。忌食肥腻、过冷、辛辣等刺激性食物。

12. 患肢的卫生和保护

由于患肢血液循环障碍，静脉血流瘀滞，抗感染能力和组织愈合能力差，患肢的卫生和保护十分重要。主要有：(1)冬季里，应防寒保暖，尽可能少到屋外长时间停留和工作；(2)要经常注意保护肢体，防止外伤感染；(3)经常用温热水和香皂清洗患肢足部，保持清洁干燥；(4)患肢皮肤干裂时，每日用温热水浸泡手足30分钟，外搽蛤蜊油、润肤脂、甘油等，或用象皮膏外贴；(5)患肢小腿禁用袜带，以免影响患肢血液循环和静脉血液回流；(6)鞋袜必须称足、舒适，大小合适，不可过紧，以免足部受压迫，影响血液循环；(7)如患肢有炎症，发生血栓性浅静脉炎，可外涂黄马酊：黄连、马钱子（打碎）各30克，用75%酒精300毫升浸泡3～5天（密封），外涂患处，或用丹参酊外涂患处；(8)患肢有足癣（脚气）时，可用硝矾洗药（朴硝、明矾、月石各10克），用开水冲化后，乘温热洗泡患足；(9)患足趾甲样生长并发甲沟炎，或有鸡眼时，不可自作处理，立请医生及时处理；(10)患肢溃烂时，立到医院换药包扎，不要自行解开敷料处理，以免感染扩展加重。

中国共产党成立90周年纪念

尚德俊著作年表

尚德俊　著

山东中医药大学附属医院

尚德俊著作年表

尚德俊　著

山东中医药大学附属医院

2011 年 7 月

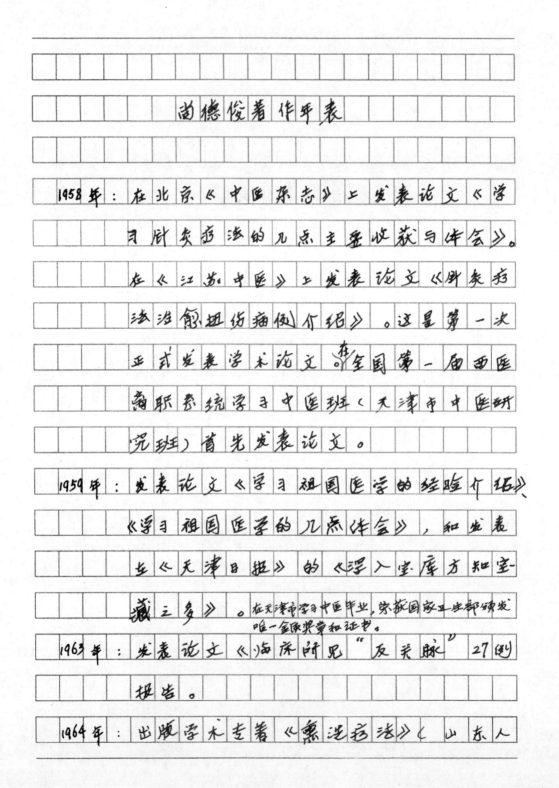

尚德俊著作年表

1958年：在北京《中医杂志》上发表论文《学习针灸疗法的几点主要收获与体会》。在《江苏中医》上发表论文《针灸疗法治愈扭伤痛例介绍》。这是第一次正式发表学术论文。在全国第一届西医离职系统学习中医班（天津市中医研究班）首先发表论文。

1959年：发表论文《学习祖国医学的经验介绍》、《学习祖国医学的几点体会》，和发表在《天津日报》的《深入宝库方知宝藏之多》。在天津市学习中医毕业，荣获国家卫生部颁发唯一金质奖章和证书。

1963年：发表论文《临床所见"反关脉"27例报告。

1964年：出版学术专著《熏洗疗法》（山东人

- 228 -

民出版社）。这是我国第一部熏洗疗法学术专著，总结外科疾病辛熏洗治疗经验。这是第一次出版学术研究专著。

1965年：发表论文《维生素B₁穴位注射治疗慢性溃疡的临床观察》。

1966年：发表论文《中医治疗血栓闭塞性脉管炎80例临床观察》。

1971年：发表论文《中西医结合治疗221例血栓闭塞性脉管炎》。

1972年：出版学术专著《血栓闭塞性脉管炎防治手册》（山东人民出版社）。这是新中国成立以来，我国第一部血栓闭塞性脉管炎研究专著。出版学术专著《熏洗疗法》（第2版）。

1973年：发表论文《血栓闭塞性脉管炎出现黑苔四例报告》。

1974年：发表论文《中药治疗下肢浮静脉血栓形成的初步报告》。

1976年：出版学术专著《熏洗疗法》（第3版）。

1978年：发表论文《胃大部切除革除"两管一禁"

的临床处理》、《术后汤在临床外科
的应用》、《中西医结合治疗血栓闭
塞性脉管炎的几点体会》、《祖国医
学有关血栓闭塞性脉管炎的记载》。

1979年：发表论文《周围血管疾病证治概论》、
《血栓闭塞性脉管炎出现黑苔六例报告》、
《中药麻醉治疗血栓闭塞性脉管炎46
例临床观察》、《"通脉灵"的临床应
用》、《继续努力发掘祖国医学宝库》；
出版学术专著《周围血管疾病证治》
（山东科学技术出版社），这是新中
国建立以来，我国第一部周围血管疾
病研究专著。（总结周围血管疾病治疗法则和具有一定水平的辨证论治规律。）从而结束了我国经历20年的血栓闭塞性
脉管炎单病研究的时代。

1978年，全国科学大会，中西医结合治疗血栓闭塞性脉管炎研究，荣获国家一级成果奖。

1980年：发表论文《中西医结合治疗血栓闭塞
性脉管炎例例临床总结》、《如何具
体诊断血栓闭塞性脉管炎》、《活血
化瘀法在周围血管疾病的应用》。

1981年：发表论文《血栓闭塞性脉管炎脱疽坏疽的局部处理》。

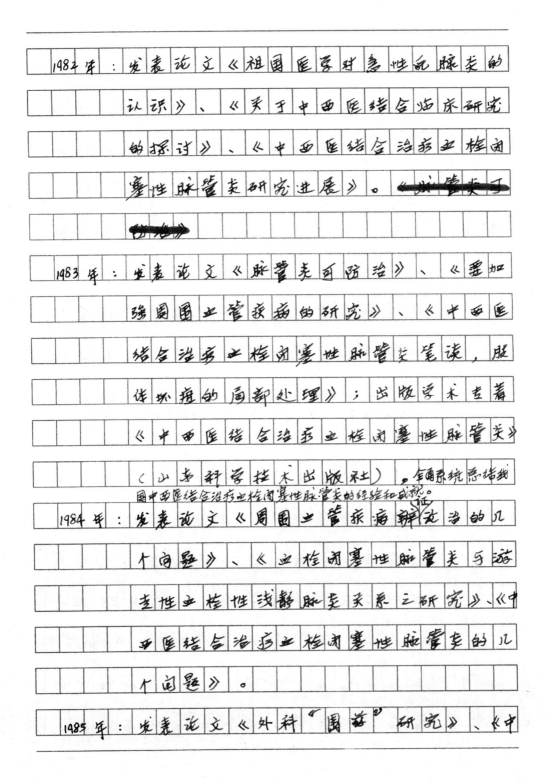

1982年：发表论文《祖国医学对急性死脉炎的认识》、《关于中西医结合临床研究的探讨》、《中西医结合治疗血栓闭塞性脉管炎研究进展》。~~《脉管炎可防治》~~

1983年：发表论文《脉管炎可防治》、《要加强周围血管疾病的研究》、《中西医结合治疗血栓闭塞性脉管炎笔谈，肢体坏疽的局部处理》；出版学术专著《中西医结合治疗血栓闭塞性脉管炎》（山东科学技术出版社）。全面系统总结我国中西医结合治疗血栓闭塞性脉管炎的经验和成就。

1984年：发表论文《周围血管疾病辨证治的几个问题》、《血栓闭塞性脉管炎与游走性血栓性浅静脉炎关系之研究》、《中西医结合治疗血栓闭塞性脉管炎的几个问题》。

1985年：发表论文《外科"围海"研究》、《中

- 231 -

西医结合治疗闭塞性动脉硬化笔谈，诊断和鉴别诊断》、《中西医结合治疗闭塞性动脉硬化笔谈，肢体坏疽的局部处理》、《外科"贴熁药"研究》。

1986年：发表论文《中西医结合治疗下肢深静脉血栓形成笔谈，诊断和鉴别诊断》、《活血化瘀法治疗血栓闭塞性脉管炎144例临床研究》；发表学术专著初稿：《外科外治疗法》（一、二、三、四）；出版学术专著《实用中医外科学》（山东科学技术出版社）。

1987年：发表学术专著初稿：《外科外治疗法》（五）；发表论文《中西医结合治疗下肢静脉曲张笔谈，并发症的处理和外治疗法的应用》、《中西医结合治疗血栓性浅静脉炎笔谈，一般处理和外治疗法》、《周围血管疾病辨证论治的探讨》。

1988年：发表论文《中西医结合治疗雷诺氏病，雷诺氏征笔谈，诊断和鉴别诊断》、

《周围血管疾病的外治疗法》、《白塞化病并发闭塞性动脉炎1例报告》、《中西医结合治疗周围血管疾病的研究进展与展望》、《中西医结合治闭塞性动脉硬化的几个问题》、《血栓闭塞性脉管炎发生游走性血栓性浅静脉炎23例报告》、《周围血管疾病康复保健知识》。

1989年：发表论文《中西医结合治疗周围血管疾病研究进展与展望》；《中西医结合治疗血栓闭塞性脉管炎387例临床分析》，获《山东医药》优秀学术论文一等奖；活血化瘀法治疗血栓闭塞性脉管炎研究，获山东省自然科学优秀学术成果二等奖；《周围血管疾病治疗八要》、《肢体动脉闭塞的三个问题》。

1990年：发表论文《闭塞性动脉硬化截肢手术问题》、《周围血管疾病治疗八法》、《全国中西医结合治疗周围血管疾病专病研究学术会议述评》；出版学术专著《中西医结合治疗周围血管疾病》。总结20多年来，临床治疗周围血管疾病的经验。

1992年：发表论文《全国中西医结合治疗周围血管疾病第三届学术会议述评》、《周围血管疾病与血瘀症及活血化瘀法》、《活血化瘀在临床外科的应用》；出版学术专著《外科外治疗法》（人民卫生出版社）。"外科三法最重外治"。从现代外科角度，对我国外科领域的外治疗法进行系统的整理和研究。

1993年：发表论文《中西医结合治疗周围血管疾病的发展趋势》、《在中西医结合道路上不断前进》、《血栓闭塞性脉管炎中西医结合辨证论治整体治疗》、《中西医结合治疗闭塞性动脉硬化截肢

- 234 -

手术问题》、《李廷来外科学术成就概论》；出版学术专著《外科血瘀证学（济南出版社），我国第一部外科血瘀证学专著，创立外科血瘀证学和外科疾病瘀血理论，总结外科（周围血管疾病）血瘀证及其活血化瘀治疗经验。

1994年：发表论文《山东省中西医结合治疗周围血管疾病研究进展与展望》、《永远的怀念》。

1995年：出版学术专著《新编中医外科学》（济南出版社）、《中西医结合实用周围血管疾病学》。（南海出版公司）

1998年：发表论文《重视从临床症状和体征诊断周围血管疾病》；出版学术专著《中西医结合治疗闭塞性动脉硬化症》（人民卫生出版社），这新中国建立以来，我国第一部闭塞性动脉硬化症研究专著。

2001年：发表论文《周围血管疾病研究进展和实践中的思考》；出版学术专著《周围静脉疾病学》（人民军医出版），这是新中国建立以来，我国第一部周围静脉疾病研究专著。

2002年：发表科普作品《怎样早期发现周围血管疾病》《怎样治疗周围血管疾病》等（北京《健康报》）

2003年：出版学术专著《外科熏洗疗法》（人民卫生出版社），全面总结外科领域的熏洗疗法经验，使熏洗疗法更加完善。

2004年：出版学术专著《中西医结合周围血管疾病学》（近百万字），人民卫生出版社。这部重要巨著，是新中国建立以来，我国最完善的周围血管疾病学权威性专著，具有较高的学术水平和实用价值。

2006年：修订发表学术论文《勤奋·实践·追求——我的中西医结合道路》（1995年

初稿，2006年第3次修改）。此文已发表

在天津《中国西医结合外科杂志》。

2009年：出版学术专著《尚德俊外科心得录》

（人民卫生版社），主要总结外科、

周围血管疾病临床经验心得，和所创

用的有显著疗效的内服、熏洗、外用

方剂。

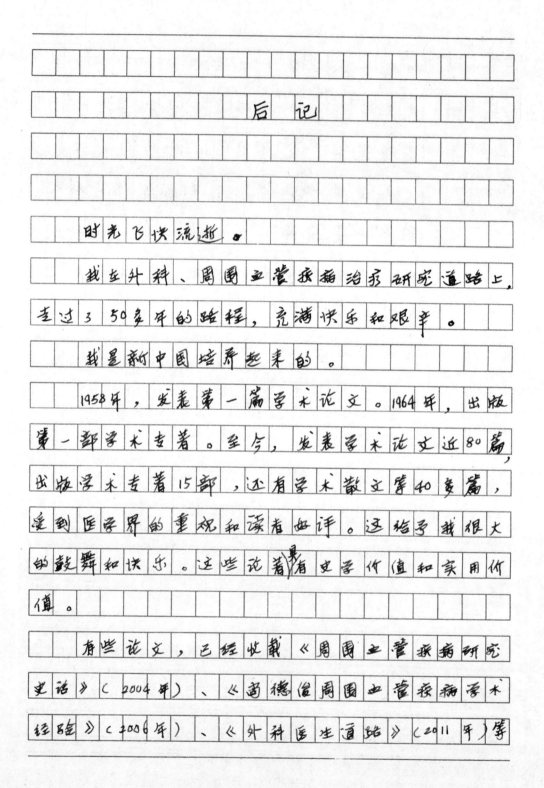

后 记

时光飞快流逝。

我在外科、周围血管疾病治疗研究道路上，走过了 50 多年的路程，充满快乐和艰辛。

我是新中国培养起来的。

1958年，发表第一篇学术论文。1964年，出版第一部学术专著。至今，发表学术论文近80篇，出版学术专著15部，还有学术散文等40多篇，受到医学界的重视和读者好评。这给予我很大的鼓舞和快乐。这些论著有史学价值和实用价值。

有些论文，已经收载《周围血管疾病研究史话》（2004年）、《尚德俊周围血管疾病学术经验》（2006年）、《外科医生道路》（2011年）等论著之中，可参阅，在此不再收录。

由于年代久远，有些论文可能遗漏，未能收录，请谅解。

我的学术成就和事业成功，都蕴结着妻子栾川秋教授的心血和辛劳，有她的一半功劳。她是我的好"战友"！她是一盏明灯，照亮了我的心，照亮了我前进②的道路。

尚德俊

于山东中医药大学附属医院

2011年 7月 1日